Dienstplangestaltung
in der Altenpflege

weder

Hexenwerk noch Wissenschaft

Das etwas andere „Fachbuch"

Corinna Fretz

Inhaltsverzeichnis

Vorwort

Ich habe diesen Praxisleitfaden geschrieben, um die Dienstplangestaltung so einfach und praktisch wie möglich zu erklären. Er enthält nur so viel Theorie, wie für das Verständnis des Planungsprozesses benötigt wird.

Praktische Tipps und Beispiele sollen die Ziele der Dienstplangestaltung so vermitteln, dass Sie danach selbst einen - auf Ihr Altenpflegeheim zugeschnittenen - Plan entwickeln können.

Ich habe dieses Buch mit einem Seitenblick auf das Krisenmanagement geschrieben. Krisenmanagement ist eine Form der Führung, welche dazu dient negative Entwicklungen zu vermeiden, bzw. diese erst gar nicht entstehen zu lassen.

Wann befindet sich eine Altenpflegeeinrichtung in der Krise? Die Antwort darauf liegt oftmals im Auge des Betrachters.

Der Betreiber einer Einrichtung wird es kritisch sehen, wenn die Umsatzrendite nicht erreicht wird.

Dem Bewohner liegen Gedanken über Umsatzrendite fern, er bemerkt die Krise sobald er Vernachlässigung spürt.

Die Mitarbeiter bemerken die Krise sobald sie einspringen müssen und die Bewohnerversorgung nicht mehr adäquat leisten können.

Die Behörden sehen es kritisch, wenn der Qualitätsstandard nicht erreicht wird.

In Zeiten des Pflegenotstands gibt es kaum noch Einrichtungen in denen es keine Anzeichen für Krisen gibt.

Einrichtungsleitungen und Pflegedienstleitungen sind die Personen, welche dafür sorgen müssen, dass durch organisiertes, strukturiertes und überlegtes Handeln erst gar keine Krisen entstehen.

1

Im operativen Tagesgeschäft ist der Rahmen der Personalkostenberechnung längst durch den Träger vorgegeben. Deshalb werden hier keine Fragestellungen wie Lebensarbeitszeitkonto oder Zeitwertkonto, Dienstplanbesetzungsprofile o.ä. bearbeitet, denn in 20 Jahren Krisenmanagement habe ich ca. 150 Dienstpläne geschrieben und immer nur die folgenden vier Punkte einbezogen:

1. Ich habe mich danach gerichtet, wie viele Mitarbeiter laut Stellenschlüssel zur Verfügung stehen und wie viele Arbeitsstunden diese Mitarbeiter tatsächlich in der Einrichtung verbringen (Nettoarbeitszeit).

2. Dann habe ich dafür gesorgt, dass der Träger mir dieses Personal auch tatsächlich zur Verfügung stellte.

3. Danach habe ich überlegt, wie ich mit der Hilfe des Dienstplans die Mitarbeiterzufriedenheit erhöhen kann, um die Fluktuation zu beenden und den Krankenstand auf höchstens 3,5 % zu senken.

4. Und dann habe ich mir die Zeit genommen, um mithilfe eines Stellenplans einen auf die jeweilige Einrichtung perfekt zugeschnittenen Dienstplan auszutüfteln.

Das hat immer funktioniert! Es gab keine aufgelaufenen Urlaubstage, keine Überstunden und einen Krankenstand im Bundesdurchschnitt sämtlicher Arbeitnehmer.

Im letzten Kapitel dieses Buches beschreibe ich außerdem, was man tun kann, wenn das Kind längst in den Brunnen gefallen ist und am Ende des Jahres nicht genommene Urlaubstage oder aber tausende Überstunden aufgelaufen sind.

Corinna Fretz

1. Was ist das Problem?

Martha Mullbinde macht sich Gedanken über die Dienstplanung in ihrer Einrichtung.

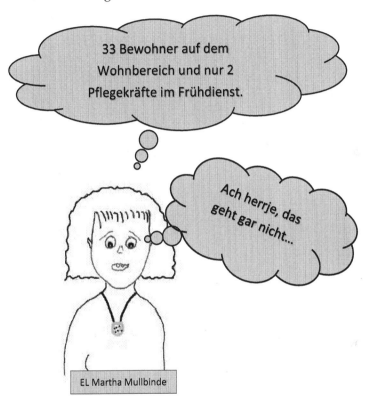

33 Bewohner auf dem Wohnbereich und nur 2 Pflegekräfte im Frühdienst.

Ach herrje, das geht gar nicht...

EL Martha Mullbinde

Sie hat Anfang Februar dieses Jahres ein Seniorenzentrum mit 100 Betten übernommen. Das Haus ist voll belegt. In der Pflege sind 3000 Überstunden und 160 Tage Urlaub aus dem Vorjahr aufgelaufen. Der Krankenstand liegt bei 21 % und die Mitarbeiterfluktuation ist hoch.

Woran liegt das? Was sind die Ursachen für diese Sachlage? Was muss man tun um diese Situation zu verhindern oder aber was tun wenn das Kind längst in den Brunnen gefallen ist?

Wo muss man ansetzen?

In der Industrie sind Dienstpläne bzw. Schichtpläne reines Mittel zum Zweck. Nach festen Vorgaben von der Personalabteilung gesetzeskonform geplant und von der Mitarbeitervertretung genehmigt, ist ein Dienstplan nur ein Werkzeug zur Personaleinsatzplanung das sicherstellt, dass das Personal den Zweck erfüllen kann für welchen das Unternehmen es eingestellt hat.

Die Mitarbeiterzufriedenheit hängt in solchen Betrieben von der Mitarbeiterführung ab.

In der Altenpflege ist das anders! Hier ist Mitarbeiterzufriedenheit auch Lebenszufriedenheit.

Dort entscheidet eine Person durch die Dienstzeit-Gestaltung auch immer über die mögliche Freizeit-Gestaltung im Privatleben aller Pflegekräfte.

Diese Person muss den Unterschied zwischen Netto- und Bruttodienstplanung kennen, bzw. einen Nettodienstplan berechnen können. Fehlende Fachkompetenz in diesem Bereich fördert die Mitarbeiterfluktuation und führt auf lange Sicht zum „Pflexit" (Personal verlässt die Branche).

Die Mitarbeiterzufriedenheit in der Altenpflege hängt nicht nur von der Mitarbeiterführung sondern auch von der Dienstplangestaltung ab.

Es gibt einen kausalen Zusammenhang, also eine Beziehung zwischen Ursache und Wirkung, bei:

- schlechter Dienstplangestaltung und Mitarbeiterzufriedenheit
- fehlender Mitarbeiterzufriedenheit und Krankenstand bzw. Fluktuation
- Personalnot und schlechter Ablauforganisation
- schlechter Ablauforganisation und Ergebnisqualität
- schlechter Ergebnisqualität und Kundenzufriedenheit
- unzufriedenen Kunden und Unternehmenserfolg

Die Auswirkungen schlechter Dienstplangestaltung sind Überstunden, aufgelaufene Urlaubstage, Mitarbeiterfluktuation und ein hoher Krankenstand.

Ein hoher Krankenstand zwingt Pflegedienstleitungen dazu, einen Großteil ihrer Zeit damit zu verbringen den Dienstplan abzudecken. Dadurch fehlt ihnen die Zeit ihrer eigentlichen Aufgabe nachzugehen. Die Ergebnisqualität sinkt und unzufriedene Kunden schmälern den Erfolg. Das muss nicht sein! Ein gut geschriebener Dienstplan kann, in Kombination mit guter Mitarbeiterführung, diesem Zustand ein Ende bereiten.

Die Folge schlechter Dienstplangestaltung sind also: desillusionierte, unmotivierte, frustrierte, betrübte, beklommene, bekümmerte, belastete, traurige und blockierte Pflegekräfte. Oder aber ärgerliche, wütende, genervte oder sich abwendende Pflegekräfte.

Und alle werden permanent von einem schlechten Gewissen geplagt, weil sie als Folge dieser „Unstrukturiertheit" die Bewohnerversorgung vernachlässigen müssen.

Diese „Unstrukturiertheit" haben Träger und Führungskräfte zu verantworten! Mitarbeiter wehren sich dagegen mit innerer

Kündigung oder einer Krankmeldung. Hier entsteht ein Konflikt! Diesen müssen Führungskräfte verhindern.

1.1 Die drei Waffen einer Einrichtungsleitung

Die meisten werden hier ein Kapitel über Abmahnungen, fristlose Kündigung und ähnliches erwarten. Aber ganz ehrlich: Glauben Sie wirklich, dass das in einer Branche, in der Mitarbeiternotstand herrscht adäquate Waffen wären?

Mitarbeiter haben auch zwei tolle Waffen: Die heißen „innere Kündigung" und „Krankenschein"!

Nein, gute Führungskräfte sind sich über die Erwartungshaltung der Mitarbeiter im Klaren und holen ihre härtesten Waffen raus:

- *Vertrauen*
- *Motivation*
- *Reziprozität*

Warum das Wort „Waffen"? Weil in der Pflege ein ständiger Kampf um die Dienstplangestaltung zwischen Führungskraft und Mitarbeiter herrscht.

Wie geht das denn mit dem Vertrauen?

Wenn zwischen zwei Menschen die Erwartungshaltung über einen längeren Zeitraum gegenseitig erfüllt wird, dann bildet sich Vertrauen.

Soll sich in einer beruflichen Situation Vertrauen zwischen zwei Menschen bilden, muss einer der beiden anfangen und einen Vertrauensvorschuss geben.

Aufgrund einer Urangst in uns ist das jedoch nicht immer einfach.

Ein dauerhafter Erfolg als Führungskraft steht jedoch auf einem Fundament aus Mitarbeiter-Vertrauen!

Um das Vertrauen seiner Mitarbeiter zu gewinnen muss eine Führungskraft:

- die Persönlichkeit der Mitarbeiter wertschätzen
- die Leistung der Mitarbeiter wahrnehmen
- bei auftretenden Schwierigkeiten unterstützend eingreifen
- persönlichen Befindlichkeiten der Mitarbeiter beachten
- Arbeitsleistung angemessen entlohnen
- für zumutbare Arbeitsbedingungen sorgen

Hat eine Einrichtungsleitung das Vertrauen ihrer Mitarbeiter einmal gewonnen, werden diese sie auch bei personellen Engpässen nicht im Stich lassen!

Mir ist eine Situation in Erinnerung geblieben: Norovirus in einem 80 Bettenhaus ... zehn Pflegekräfte im Krankenstand ... 26 Bewohner mit Durchfall ...
Diese Situation konnten zwei Nachtwachen natürlich nicht bewältigen. Die Heimleitung war über Nacht in der Einrichtung geblieben. Um 22:00 Uhr tauchten unaufgefordert sechs Pflegekräfte auf, die bis 19:00 Uhr am nächsten Tag in der Einrichtung blieben. Ausgeruht haben sich in dieser Nacht alle auf Ersatzmatratzen, die der Hausmeister auf dem Boden des Gemeinschaftsraumes im Wohnbereich ausgelegt hatte. Um 24:00 Uhr kam der Küchenleiter mit einer Ladung Pizza. Sie denken jetzt sicherlich: Friede, Freude, Eierkuchen - Blödsinn!
Das war einmal ein Krisenhaus, in dem eine gute Einrichtungsleitung das Leben der Mitarbeiter verändert hatte!

Als Gegenleistung hat sie von den Mitarbeitern erwartet:

- dass sie gewissenhaft nach besten Kräften arbeiten
- dass sie ehrlich und loyal sind
- dass sie Teamspieler sind
- dass sie ihre fachlichen Fähigkeiten uneingeschränkt zur Verfügung stellen

Sie hatte trotzdem nicht die Erwartungshaltung, dass Mitarbeiter niemals blau machen, nie krank oder faul sind, nie mehr rummeckern oder in einem Krisenhaus die Hygienemaßnahmen immer ernst nehmen.
Denn Menschen sind so wie sie sind und ab und zu klappt halt nicht alles reibungslos.

Wir vertrauen unserer besten Freundin, unserem Lebenspartner, unseren Eltern, unseren Kindern. Auch wenn sie auch ab und zu unsere Erwartungshaltung nicht erfüllen, verzeihen wir und vertrauen aufs Neue.
Wir vertrauen unseren Nachbarn, unseren Lehrern, der Bäckereifachverkäuferin (zumindest in Sachen Brot) und wenn sie auch ab und zu unsere Erwartungshaltung nicht erfüllen ist das halb so schlimm.
Wir sind durch dieses „Vertrauen geben" in der Lage, ein entspanntes Leben zu führen.
Geben wir also auch unseren Mitarbeitern einen Vertrauensvorschuss!

Motivation ein alter Zopf? Oder ?

Ein Säugetier tut etwas, weil es muss,
weil es kann oder weil es eine Belohnung bekommt.

In 20 Jahren Krisenmanagement bekam ich meine „Belohnungen" immer von den Bewohnern und Mitarbeitern.

Wenn eine 92-jährige Bewohnerin zu mir sagte: „Goldstück, das hast du gut gemacht" oder Mitarbeiter an meinem letzten Tag, extra aus dem Frei kamen, um mich zum Abschied zu umarmen, dann hat mich das für das nächste Krisenhaus ordentlich motiviert.

Eine Führungskraft muss normalerweise mit ihrem Frust, bzw. ihrer zerhackten Erwartungshaltung alleine fertig werden und sie muss in der Lage sein, sich selbst zu motivieren.

Dem gegenüber muss sie die Erwartungshaltung der Mitarbeiter erfüllen und diese ordentlich motivieren, damit alles wie am Schnürchen läuft.

In der Motivationspsychologie sagen sämtliche Theorien letztendlich, dass ein Mensch hochmotiviert wäre, wenn er seine persönlichen Bedürfnisse befriedigen könne.

Der Job als Führungskraft ist es, die Bedürfnisse der Mitarbeiter zu erkennen.

Was motiviert Menschen?

Primärmotivation:
Der Mensch tut etwas aus eigenem Willen, er wird aus eigenem Antrieb aktiv.

Wenn jemand beispielsweise Befriedigung fühlt, wenn er Menschen helfen kann, könnte er als Pflegekraft, Therapeut oder Entwicklungshelfer bei seiner Arbeit engagiert und sehr zufrieden sein.

Sekundärmotivation:
Der Mensch tut etwas, was ihm im Grunde keinen Spaß macht.
Er macht es als Mittel zum Zweck, um etwas für ihn Wichtiges zu erreichen.

Ein Mensch, welcher für sein Leben gern vor Hawaii auf Wellen reitet, wird bei seiner Aufgabe als Müllmann, Einzelhandelskaufmann oder Busfahrer weniger engagiert sein. Er will nur das Geld verdienen, um seine Reise nach Hawaii bezahlen zu können. Wäre dieser Mensch hingegen ein Autoverkäufer auf Provisionsbasis, wäre er hoch motiviert in seinem Beruf, damit er das Geld für den Hawaii Urlaub schneller verdient.

Was bringt diese Erkenntnis einer Einrichtungsleitung?

In der Bedürfnishierarchie nach Maslow kommt an erster Stelle das körperliche Wohlbefinden mit Wohnung, Nahrung und Kleidung.
An zweiter Stelle kommt die Sicherheit mit Versicherung, Sparguthaben und Eigentumswohnung.
An dritter Stelle folgt die Gesellschaft mit Freundschaft, Familie und Verein.
An vierter Stelle seht die Wertschätzung mit Lob, Ansehen und Statussymbolen.
Und an letzter Stelle folgt schließlich die Selbstverwirklichung, gepaart mit Idealismus.
Wenn die Bedürfnisse einer Hierarchiestufe befriedigt sind, treten die Bedürfnisse der nächsthöheren Hierarchiestufe in den Vordergrund und werden verhaltensbestimmend.

Das bietet Hilfen für die Mitarbeitermotivierung

Beispiel: eine Pflegefachkraft ist mit Wohnung, Nahrung und Kleidung versorgt. Sie kann ihre Versicherungen bezahlen und monatlich eine Summe zurücklegen.
Sie schaut jetzt auf ihr Privatleben mit Familie, Freundschaft und Verein.
Eine Einrichtungsleitung, welche die Lebenssituation ihrer Mitarbeiter in Bezug auf wirtschaftliche Absicherung, Neigungen,

Fähigkeiten und Bedürfnisse kennt, kann geeignete Anreize auswählen, um sie zu motivieren.

Diese Pflegefachkraft würde ein perfekt geschriebener Dienstplan, welcher ein regelmäßiges „Frei" für ihr Privatleben sichert, sehr motivieren.

Sie wäre auch für Geld und gute Worte nicht mehr bereit, den Arbeitgeber zu wechseln.

In vielen Einrichtungen der Altenpflegeheimbranche ist Motivationspsychologie die Kür. Da sind wir lange nicht mehr. Hier fehlt schon die Basis: Kommunikation und ein guter Dienstplan.

Reziprozität **bedeutet** **Gegenseitigkeit** **oder** **Wechselbezüglichkeit**

Der Begriff kommt aus dem Lateinischen und bedeutet „wie du mir, so ich dir". Normal veranlagte Menschen fühlen sich verpflichtet, das Gute, was sie bekommen auch zu vergelten. Holen Sie die Mitarbeiter in Ihr Boot, erhöht sich die Mitarbeiterzufriedenheit, der Krankenstand und die Mitarbeiterfluktuation sinken.

1.2 Was hat der Gemütszustand der Mitarbeiter mit Dienstplangestaltung zu tun?

Der Gemütszustand ist die psychische, emotionale und seelische Gesamtsituation eines Menschen.

„Jemand hat ein sonniges Gemüt": mit dieser Redensart wird ein freundlicher, heiterer Mensch bezeichnet.

Aufmerksam, ausgeruht, ausgeglichen, berührt, akzeptiert, amüsiert, couragiert, engagiert, dankbar, einfallsreich, energiegeladen, enthusiastisch - diese Beschreibungen positiver Gefühle sind der Gegenpart zu den vorher aufgeführten negativen Gefühlen.

Mit dem Wort „Gemütsruhe" wird die Fähigkeit beschrieben, in schwierigen Situationen die Fassung oder eine souveräne Haltung zu bewahren.

Und eine solche Haltung erwarten wir doch alle tagtäglich vom Pflegepersonal!

Immanuel Kant (1724-1804) verwendete für das Wort „Gemüt" oftmals das Wort „Seele".

Und das ist der Knackpunkt: wir brauchen wieder „Gemütsruhe" in der Altenpflege!

Denn dort arbeiten Menschen mit Menschen, Menschen an Menschen und Menschen für Menschen.

Was hat Gemütsruhe denn nun mit Dienstplangestaltung zu tun?

Alles!

1.3 Die zwei Ziele des Dienstplanes

Der Dienstplan ist das Werkzeug zur Personaleinsatzplanung in Betrieben und Unternehmen.

Dieses Werkzeug sollte sicherstellen, dass das Personal den Zweck erfüllt, für welchen das Unternehmen es eingestellt hat.

Im Dienstplan werden der quantitative und qualitative Personalbedarf für eine organisatorische Einheit festgelegt, ebenso die Pausen und welcher Arbeitnehmer zu welcher Zeit eingesetzt werden soll.

Und natürlich sollte er so geschrieben sein, dass das eingesetzte Personal jederzeit in der Lage ist, die Qualitätsanforderungen zu erfüllen. In einem Dienstplan entsteht die konkrete Einsatzplanung für einen Wochen- oder Monatszeitraum.

Was braucht man, um einen guten Dienstplan zu schreiben?

Voll- und Teilzeitkräfte, Infos über Mitarbeiterbedürfnisse, Knowhow, Zeit, Fleiß und Geduld.

Bedenken Sie: ein Dienstplan bestimmt und verplant die Lebenszeit eines Menschen an seinem Arbeitsalltag.

Er ist für den Gemütszustand der Gruppe Menschen, die für die Atmosphäre in einer Einrichtung und für die Zufriedenheit der Kunden zuständig ist, exorbitant wichtig.

Der Dienstplan hat immer zwei Bestimmungen bzw. Ziele:

* die Sicherstellung der qualitativ hochwertigen Ausführung der „Dienstleistung Pflege" zum Zwecke der Gewinnerzielung und

* die Sicherstellung der planbaren Freizeit der „Ressource Personal" zum Zwecke der Gesunderhaltung und Verfügbarkeit.

Überforderte Einrichtungs- und Pflegedienstleitungen lassen den zweiten Punkt komplett außen vor. Argumente wie „Ein Dienstplan ist kein Wunschkonzert" oder „20 Dienste ohne Pause hat jeder einmal abzuleisten" werden da von Führungskräften ohne Scham ausgesprochen.

Wenn diese Führungskräfte dann für zwei Tage in ihr Wochenende entschwinden, kann von Gemütsruhe beim Personal keine Rede mehr sein - und auch nicht von Qualität in der „Dienstleistung Pflege".

13

1.4 Warum ist das so wichtig?

Weil der Dienstplan immer der Anfang ... aller Struktur ist!

- Er generiert entweder einen ruhigen oder einen chaotischen Monat.
- Er macht Pflegequalität in der Einrichtung erst möglich.
- Er hat Auswirkungen auf Krankenstand und Personalfluktuation.
- Er hat den Hauptanteil an der Mitarbeiterzufriedenheit.
- Nur durch ihn ist Struktur möglich.
- Deshalb ist die Dienstplanung immer Aufgabe der Betriebsleitung!

Und die nimmt sich oftmals keine Zeit dafür.

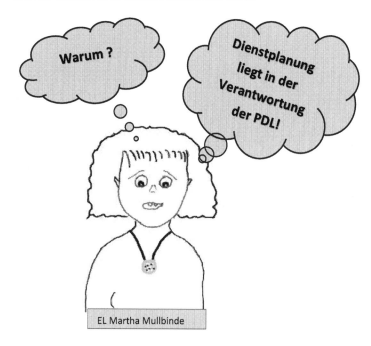

EL Martha Mullbinde

Ich kann nur an alle appellieren: bitte wachen Sie jetzt auf!

Einrichtungsleitungen (EL) geben das Schreiben des Dienstplans wie selbstverständlich an die Pflegedienstleitung (PDL) ab. Und die delegiert dies dann womöglich an die Wohnbereichsleitungen (WBL). Und diese schreiben dann den Dienstplan zwischen Tür und Angel.

Und so geht das wichtigste Instrument zum erfolgreichen Führen eines Altenpflegeheims verloren.

Glauben Sie, ein Fischer steckt sein ganzes Geld in sein Boot, tankt es auf, bezahlt seine Matrosen, fährt weit hinaus aufs Meer ...

und nimmt sich nicht die Zeit, für ein heiles Netz zu sorgen?

Glauben Sie, eine Rockband steckt ihr ganzes Geld in Bühnenaufbauten, Tour-Busse, Tournee-Mitarbeiter, geht auf Welttournee ...

und nimmt dann nur drei alte Mikrofone aus dem Probenkeller mit?

Glauben Sie, ein Schatzsucher steckt sein Geld und seine Zeit in die Recherche, fährt nach Neuguinea, um einen Goldschatz auszugraben ...

und nimmt zum Buddeln nur einen Suppenlöffel mit?

Egal, wer den Dienstplan schreibt, ob EL, PDL oder WBL - es muss ein „Dienstplanfachmann" sein. Denn: der Dienstplan ist das wichtigste Instrument, mit dem alles steht und fällt!

Noch einmal:

- Er ist Hauptgrund für Krankenstand und Personalfluktuation.
- Er generiert den Hauptanteil an der Mitarbeiterzufriedenheit.
- Er generiert entweder einen ruhigen Monat oder einen chaotischen.
- Nur durch ihn ist Struktur möglich.
- Er macht Qualität in der Einrichtung erst möglich.

Ihn für die gesamte Einrichtung zu schreiben, dauert anfangs volle zwei bis drei Tage. Der Dienstplanschreiber muss den Stand der Bedürfnisse aller Mitarbeiter kennen, um langfristig planbare Freizeit zu generieren.

Er muss eine gleichmäßige Besetzung bei gleich bleibenden Bezugsperson generieren, um Bewohner und Angehörige zufriedenzustellen.

Er darf nur mit der NETTO-Arbeitszeit planen, um immer wiederkehrende Schlüsselüberziehungen zu verhindern, so dass Überstunden oder teure Leasingeinsätze verhindert werden.

Wenn also Ihre Pflegedienstleitung den Dienstplan schreibt, müssen Sie dafür sorgen, dass sie das auch kann! Und dass sie sich dafür wirklich zwei bis drei Tage Zeit nimmt. Im Notfall müssen Sie sie freischaufeln oder den Dienstplan selbst schreiben.

Ich habe ihn in jedem neuen Krisenhaus für alle Wohnbereiche erst einmal selbst geschrieben. Anfangs dauert das aufgrund der Vorbereitungen immer sehr lange. Nach einem Vierteljahr wird man schneller und kommt mit zwei Tagen aus.

Eine gute Vorbereitung am Anfang verkürzt in den darauffolgenden Monaten die Dauer des Dienstplanschreibens. Später, wenn Strukturen gefestigt sind und sich die Lage beruhigt hat, kann man diese Aufgabe wieder delegieren.

Später ist es auch wieder möglich, dass Wohnbereichsleitungen den Dienstplan nur für den eigenen Wohnbereich schreiben. Das führt aber nur bei sehr gefestigten Strukturen und Abläufen zum Erfolg.

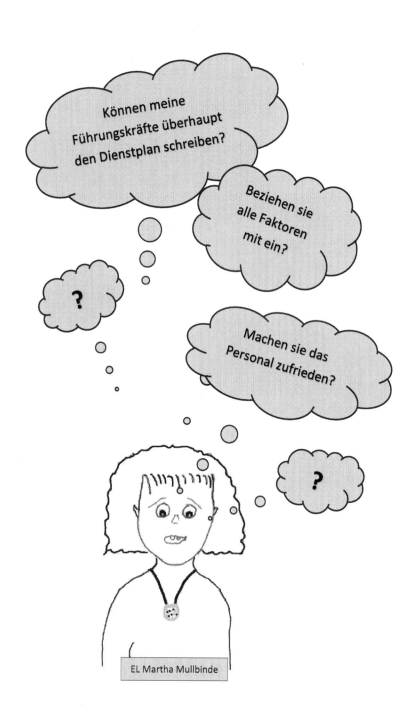

Kurz zusammengefasst:

Der Gemütszustand ist die psychische, emotionale und seelische Gesamtsituation eines Menschen. „Gemütsruhe" beschreibt die Fähigkeit, in schwierigen Situationen die Fassung oder eine souveräne Haltung zu bewahren. Wir brauchen wieder „Gemütsruhe" in der Altenpflege! Denn dort arbeiten Menschen mit Menschen, Menschen an Menschen und Menschen für Menschen.

Der Dienstplan ist das Werkzeug zur Personaleinsatzplanung in Betrieben und Unternehmen. Er sollte sicherstellen, dass das Personal den Zweck erfüllt, für welchen es eingestellt wurde. In ihm werden der quantitative und qualitative Personalbedarf für eine organisatorische Einheit festgelegt

Der Dienstplan hat immer zwei Bestimmungen bzw. Ziele:

- die Sicherstellung der qualitativ hochwertigen Ausführung der „Dienstleistung Pflege" zum Zwecke der Gewinnerzielung und
- die Sicherstellung der planbaren Freizeit der „Ressource Personal" zum Zwecke der Gesunderhaltung und Verfügbarkeit.

Der Dienstplan hat den Hauptanteil an der Mitarbeiterzufriedenheit.

Er generiert entweder einen ruhigen Monat oder einen chaotischen.

Er generiert einen großen Teil der Qualität in der Einrichtung.

Er hat Auswirkungen auf Krankenstand und Personalfluktuation.

Nur durch ihn ist Struktur möglich.

Die Verantwortung des Personaleinsatzes liegt bei der Betriebsleitung!

2. Berechnungsgrundlagen

Um einen Dienstplan zu schreiben, müssen Sie kein Mathegenie sein. Addieren, subtrahieren, multiplizieren und dividieren zu können, reicht völlig. Was Sie jedoch unbedingt brauchen, ist ein ruhiges Plätzchen, und außerdem Zeit und Geduld.

Außerdem müssen Sie tüfteln können.

(Tüfteln bedeutet, sich mit viel Geduld und Ausdauer mit etwas Schwierigem, Kniffligem in seinen Einzelheiten zu beschäftigen.)

2.1 Wie wird ein Nettodienstplan berechnet?

Das Vorstellungsgespräch ist zu Ende. Martha Mullbinde ist sich mit der neuen Pflegefachkraft (PFK) einig geworden. Sie hat den Arbeitsvertrag unterschrieben.

Eine Vollzeitstelle mit 40 Stunden in der 5-Tage-Woche. Die PFK bekommt 30 Tage Urlaub. Wie viel Stunden im Jahr kommt diese Mitarbeiterin tatsächlich in die Einrichtung zum Arbeiten? Mit wie vielen Stunden kann sie im Dienstplan eingeplant werden?

Ein Jahr hat meistens 365 Tage und Altenpflegeheimbewohner müssen 365 Tage gepflegt werden. Die Anzahl der Arbeitstage in NRW betrug 2018 250 Tage bei einer 5-Tage-Woche.

Sie errechnen sich aus 365 Kalendertagen abzüglich 52 Wochenenden sowie 11 gesetzlichen Feiertagen, welche nicht auf das Wochenende fielen. Gehen wir von einer 5-Tage-Woche mit 40 Arbeitsstunden aus, sieht unsere Berechnung folgendermaßen aus:

365 Tage

– 104 Wochenendtage

– 11 Feiertage

= 250 BRUTTO-Arbeitstage (BAT)

Und weil in einer 40Std/5-Tage-Woche täglich 8 Stunden gearbeitet wird, waren das

250 Arbeitstage

x   8 Stunden

= 2000 BRUTTO-Arbeitsstunden   im Jahr 2018.

Die Pflegefachkraft arbeitete also:

BRUTTO 2000 Stunden im Jahr 2018!

Dann hätte unsere Beispielfachkraft aber keinen Urlaub genommen und wäre niemals krank gewesen! Weil das aber unrealistisch ist, muss Martha Mullbinde noch einiges abziehen, um auf die NETTO-Arbeitszeit zu kommen.

250 BRUTTO-Arbeitstage (BAT)

– 30 Urlaubstage

– 14 Krankentage

– 6 Kur-/Sonder-/Bildungsurlaub usw.

= 200 NETTO-Arbeitstage (NAT)

200 NETTO-Arbeitstage (NAT)

x 8 Stunden täglich

= 1600 Arbeitsstunden in 2018 pro Vollzeitstelle

Die Pflegefachkraft arbeitet also:

NETTO nur 1600 Stunden im Jahr 2018!

Hier erkennt man den Knackpunkt! Die NETTO-Arbeitszeit ist ca. 20 % niedriger als die BRUTTO-Arbeitszeit.

Wenn bisher die Dienstpläne mit der BRUTTO-Arbeitszeit berechnet wurden - und das wurden sie, wenn die Schichtlängen vorher nicht an die den einzelnen Wohnbereichen zur Verfügung stehenden Stunden angepasst wurden - braucht man sich nicht wundern, dass Überstunden generiert wurden.

Auf den letzten Seiten dieses Buches befinden sich Arbeitsblätter. Auf diesen Arbeitsblättern ist eine individuelle Beispielrechnung für Ihre Einrichtung mit den Feiertagen Ihres Bundeslandes möglich.

2.2 Wie wird das bei einer 6-Tage-Woche berechnet?

Das Gleiche in grün: Die Anzahl der Arbeitstage in NRW betrug 302 Tage bei einer 6-Tage-Woche.

Sie errechnen sich aus 365 Kalendertagen abzüglich 52 Sonntagen sowie 11 gesetzlichen Feiertagen, die nicht auf das Wochenende fielen. Gehen wir von einer 6-Tage-Woche mit 40 Arbeitsstunden aus, sieht unsere Berechnung folgendermaßen aus:

365 Tage

− 52 Sonntage

− 11 Feiertage

= 302 BRUTTO-Arbeitstage

Und weil wir in einer 40 Stundenwoche 6,62 Stunden täglich arbeiten müssen, sind das

302 BAT

x 6,62 Stunden

= 2000 BRUTTO-Arbeitsstunden   für das Jahr 2018.

23

Wir arbeiten also auch in einer 6-Tage-Woche:

BRUTTO 2000 Stunden im Jahr 2018!

In einer 6-Tage-Woche gibt es allerdings mehr Urlaubstage, und wenn jemand eine Woche krankgeschrieben wird, dann sicher auch für einschließlich Samstag.

---

302 BAT

– 36 Urlaubstage

– 16 Krankentage

– 8 Kur-/Sonder-/Bildungsurlaub

= 242 NAT

Jetzt sind wir nur noch bei 242 NETTO-Arbeitstagen!

---

242 NAT

x 6,62 Stunden täglich

= 1600 NETTO-Arbeitsstunden 2018 pro Vollzeitstelle

Eine Pflegekraft arbeitet also auch in einer 6-Tage-Woche:

NETTO nur 1600 Stunden im Jahr 2018!

Auch hier erkennt man den Knackpunkt! Die NETTO-Arbeitszeit ist ca. 20 % niedriger als die BRUTTO-Arbeitszeit.

Es ist demnach irrelevant, ob es eine 6-Tage-Woche oder sogar eine 5,5-Tage-Woche ist. Es entstehen höchstens kleine Rundungsdifferenzen.

Wir konnten 2018 also auch in dieser Variante von durchschnittlich 1600 NETTO-Arbeitsstunden pro Vollzeitstelle in einer 40-Stunden-Woche ausgehen.

Wie Sie die Mitarbeiter mit nur noch 1600 Nettoarbeitsstunden in den Dienstplan eintragen, zeigen die folgenden Kapitel.

Ich habe hier einen Krankenstand von 14 bzw. 16 Tagen zugrunde gelegt. Mittlerweile gibt es Statistiken darüber, dass der Krankenstand in der Pflege bei durchschnittlich 26 Tagen im Jahr liegt.

Es gibt aber auch Einrichtungen, in denen der durchschnittliche Krankenstand des Pflegepersonals bei nur fünf Tagen im Jahr lag.

Fünf bis sieben Krankheitstage sind ein Zeichen für eine sehr gute Mitarbeiterführung: das ist noch im „normalen" Rahmen. Alles darüber ist Frust, schlechtes Gewissen, Traurigkeit, Überforderung und Krankenstand aufgrund der Arbeitsumstände!

25

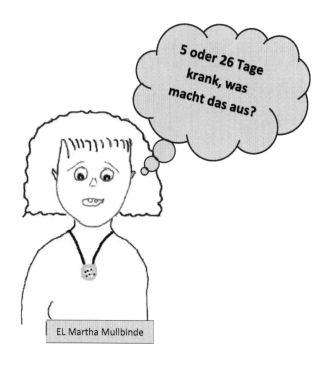

Die folgenden Abbildungen zeigen Beispielrechnungen unter verschiedenen Gesichtspunkten (Tage-Woche/Urlaubs-/Krank-Tage/Wochenstunden)

Abb. 1a zeigt eine Beispielrechnung unter verschiedenen Gesichtspunkten (Tage-Woche/Urlaubs-/Krank-Tage/Wochenstunden)

		5 Tagewoche 37,5 Std 30 Urlaubstage	5 Tagewoche 40 Std 30 Urlaubstage	6 Tagewoche 40 Std 36 Urlaubstage
BRUTTOARBEITSTAGE	=	250	250	302
Urlaubstage	-	30	30	36
Krankentage	-	14	14	16
Kur/Sonder-Bildungsurl.	-	6	6	8
NETTOARBEITSTAGE	=	200	200	242
Std/Tag	x	7,5	8	6,62
Nettostunden im Jahr pro Vollzeitstelle		1500	1600	1602

Für unser 100-Betten Beispielhaus mit 3 Wohnbereichen
a 33/34 Bewohnern mit 36,43 Vollzeitstellen bedeutet das:

Nettostunden/Jahr		1500	1600	1602
Vollzeitstellen	x	36,34	36,34	36,34
Gesamt NettoStd/Jahr	=	54.510	58.144	58.217
3 Nachtwachen a 9,25 Std	-	10.128	10.128	10.128
	=	44.382	48.016	48.089
Wohnbereiche	geteilt durch	3	3	3
	=	14.794	16.005	16.030
geteilt durch 365 Tage	=	40,5	43,8	43,9

Std pro Tag pro Wohnbereich

27

Abb. 1b zeigt eine weitere Beispielrechnung unter verschiedenen Gesichtspunkten (Tage-Woche/Urlaubs-/Krank-Tage/Wochenstunden)

		5 Tagewoche 40 Std 24 Urlaubstage	5 Tagewoche 40 Std 30 Urlaubstage 26 Kranktage	5 Tagewoche 40 Std 30 Urlaubstage 5 Kranktage
BRUTTOARBEITSTAGE	=	250	250	250
Urlaubstage	-	24	30	30
Krankentage	-	14	26	5
Kur/Sonder- Bildungsurl.	-	6	6	6
NETTOARBEITSTAGE	=	206	188	209
Std/Tag	x	8	8	8
Nettostunden im Jahr pro Vollzeitstelle		1648	1504	1672

Für unser 100-Betten Beispielhaus mit 3 Wohnbereichen a 33/34 Bewohnern mit 36,43 Vollzeitstellen bedeutet das:

Nettostunden/Jahr		1648	1504	1672
Vollzeitstellen	x	36,34	36,34	36,34
Gesamt NettoStd/Jahr	=	59.888	54.655	60.760
3 Nachtwachen a 9,25 Std	-	10.128	10.128	10.128
	=	49.760	44.527	50.632
Wohnbereiche	geteilt durch	3	3	3
	=	16.587	14.842	16.877
geteilt durch 365 Tage	=	45,5	40,7	46,2

Std pro Tag pro Wohnbereich

An den Rechnungen der beiden letzten Spalten ist zu erkennen, was ein niedriger Krankenstand ausmacht!

2.3 Wie wird der Personalschlüssel berechnet?

Im Grunde befürworten alle Gesundheitsminister einen ausreichenden Personalschlüssel. Dieser scheitert allein an den Kosten. Denn letztendlich geht es immer darum, wie viel ein Pflegeplatz kostet.

Der Bund und die Länder, zusammen mit den Pflegekassen und Leistungsanbietern verhandeln den Personalschlüssel. Die einen müssen zahlen, die anderen möchten ihr Produkt kostengünstig anbieten, um im Wettbewerb gut dazustehen.

Das Sprichwort „Hier wird der Bock zum Gärtner gemacht" ist sicherlich vielen bekannt. Aber das ist ein altes und anderes Thema.

Die refinanzierten Vollzeitstellen in einer Einrichtung ergeben sich aus der Belegung und der Anzahl der Bewohner in Bezug auf deren Pflegegrade. Die Anzahl der Stellen, die bei dieser Berechnung herauskommt, muss zu 50 % von Pflegefachkräften besetzt werden.

Damit erfüllt der Personalbestand aus Sicht der Aufsichtsbehörden die Anforderungen. Aus Sicht des Trägers - im Sinne der Wirtschaftlichkeit - wäre die Stellenanzahl innerhalb der Refinanzierung, also schlüsselgerecht.

Aus Sicht der Bewohner bzw. Betroffenen und der Pflegekräfte ist der Personalbestand natürlich nicht ausreichend.

Als Beispiel nehme ich den Personalschlüssel von NRW:

Pflegegrad 1   1:8,00

Eine Pflegekraft kommt auf 8 Bewohner mit PG 1

Pflegegrad 2   1:4,66

Eine Pflegekraft kommt auf 4,66 Bewohner mit PG 2

Pflegegrad 3   1:3,05

Eine Pflegekraft kommt auf 3,05 Bewohner mit PG 3

Pflegegrad 4   1:2,24

Eine Pflegekraft kommt auf 2,24 Bewohner mit PG 4

Pflegegrad 5   1:2,00

Eine Pflegekraft kommt auf 2,00 Bewohner mit PG 5

In Martha Mullbindes Einrichtung wohnen:
- zwei Bewohner mit Pflegegrad 1
- sechs Bewohner mit Pflegegrad 2
- fünfundfünfzig Bewohner mit Pflegegrad 3
- zweiunddreißig Bewohner mit Pflegegrad 4
- fünf Bewohner mit dem Pflegegrad 5

Abb. 2 zeigt eine Beispielrechnung für eine Einrichtung mit 100 Betten.

Pflege-grad	Personal-schlüssel	Bewohner je PG	Stellen
PG 1	1 zu 8,00	2 (geteilt durch 8 =)	0,25
PG 2	1 zu 4,66	6 (geteilt durch 4,66 =)	1,28
PG 3	1 zu 3,05	55 (geteilt durch 3,05 =)	18,03
PG 4	1 zu 2,24	32 (geteilt durch 2,24 =)	14,28
PG 5	1 zu 2,00	5 (geteilt durch 2 =)	2,5
		100 Bewohner insg.	36,34 Vollzeitstellen

Grundsätzliches zur Beispielrechnung:

- Die Berechnung von 2014 oder 2016 hat logischerweise ein anderes Ergebnis als die Berechnung von 2018.

- In NRW gelten außerdem andere Feiertage als z.B. in Bayern.

- Auch der Personalschlüssel könnte sich ändern.

- Zur Vereinfachung wird auf- oder abgerundet. Die Bewohnerstruktur verändert sich, Vollzeitmitarbeiter kündigen, dafür stellt man Mitarbeiter in Teilzeit ein usw.

Es geht darum, dass man das Prinzip versteht. Die Berechnung muss individuell für jede Einrichtung mit entsprechender Bewohnerstruktur, Mitarbeiterstruktur, den Vorgaben des Altenpflegeheimbetreibers und für das entsprechende Bundesland erstellt werden.

31

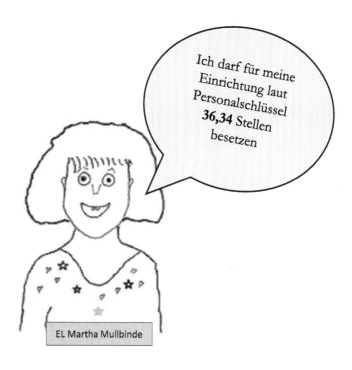

Ich darf für meine Einrichtung laut Personalschlüssel **36,34** Stellen besetzen

EL Martha Mullbinde

Martha hätte also im Jahr 2018:

2000 Jahres-BRUTTO-Arbeitsstunden

x 36,34 Stellen

= 72680 Jahres-BRUTTO-Arbeitsstunden

zur Verfügung gehabt.

Wenn sie damit allerdings tatsächlich ihren Dienstplan besetzt hätte, wäre der ihr um die Ohren geflogen. Denn sie darf ja nur die

1600 Jahres-NETTO-Arbeitsstunden

x 36,34 Stellen

= 58144 Jahres-NETTO-Arbeitsstunden

verplanen.

Die **14536** Stunden Differenz zwischen NETTO- und BRUTTO-Arbeitsstunden sind die Mitarbeiter im Urlaub oder krank, auf jeden Fall aber nicht in der Einrichtung.

2.4 Wie sieht die Beispielrechnung für ein 100-Betten-Haus aus?

Wir nehmen als Beispiel Marthas Einrichtung mit **100 Bewohnern**, die alle unterschiedliche Pflegegrade haben und bei deren Berechnung (wie in Abb.2) ein Personalschlüssel von **36,34** Stellen herauskommt.

Das sind Vollzeitstellen - keine Mitarbeiter! Mitarbeiter kann man auch in Köpfen rechnen, und dabei kommt es darauf an, wie viele Mitarbeiter in Vollzeit und wie viele in Teilzeit eingestellt worden sind.

Um einen guten Dienstplan schreiben zu können, wird eine gesunde Mischung aus Vollzeitkräften, 75%-Kräften und 50%-Kräften benötigt. Außerdem sind zwei bis drei 450 €-Kräfte für das Wochenende immer hilfreich.

33

Je mehr Köpfe Personal zur Verfügung stehen, desto flexibler sind Sie in Ihrer Dienstplangestaltung.

Nehmen wir an, die Einrichtung hat 100 Plätze auf drei Wohnbereichen, sodass auf jedem Wohnbereich 33 bis 34 Bewohner wohnen.

Wie viele der **58144** Jahresnettoarbeitsstunden hat man pro Tag pro Wohnbereich zur Verfügung?

Abb. 3 zeigt eine Beispielrechnung für die verfügbaren Stunden pro Wohnbereich pro Tag

58144 Std	**Jahres-NETTO-Arbeitsstunden**
minus 10128 Std	**Nachtwachen-Std** (3 Nachtwachen x 9,25 Std x 365 Tage = 10128 Std)
= 48016 Std	übrigbleibende Std für den Früh- und Spätdienst auf 3 Wohnbereichen im Jahr

	48016 Std	
geteilt durch	3	Wohnbereiche
=	16005 Std	pro Wohnbereich im Jahr

geteilt durch	365	Tage
=	44 Std	pro Tag pro Wohnbereich für den Früh- und Spätdienst

44 Stunden pro Tag pro Wohnbereich für Früh- und Spätdienst zusammen - damit muss Martha Mullbinde auskommen!

44 Stunden geteilt durch 8 Std wären 5,5 Pflegekräfte in Vollzeit, 3 im Frühdienst und 2,5 im Spätdienst.

Da Martha die Zahl der Pflegekräfte auf die Ablauforganisation des Wohnbereiches abstimmen muss, wäre eine solche Konstellation wenig hilfreich.

35

Abb. 4 zeigt einen Schichtplan der nur mit Vollzeitstellen besetzt ist und deshalb 48 Std verbraucht. Die Nettoarbeitszeit von 44 Std kann nicht eingehalten werden.

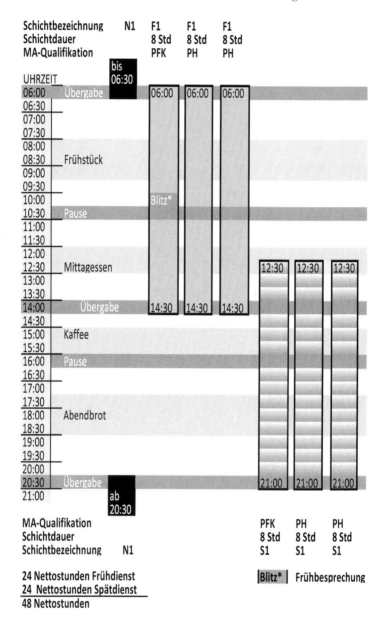

Hätte Martha nur Vollzeitmitarbeiter eingestellt, hätte der Schichtplan folgende Nachteile:

- täglich 4 Stunden überplant, das sind 1460 Überstunden im Jahr pro Wohnbereich
- alle Mitarbeiter in der Übergabe ist ineffizient
- Köpfe werden nicht effizient auf die Arbeitsspitzen verteilt
- Ablauforganisation auf dem Wohnbereich wird dadurch ineffizient.

Diese 6 Stellen bzw. 44 Std besetzt Martha besser mit 7 Köpfen:

2	Vollzeitkräfte	a	8,0 Std	= 16 Std
4	75%-Kräften	a	6,0 Std	= 24 Std
1	50%-Kräften	a	4,0 Std	= 4 Std
Das entspricht den				**= 44 Std**

Sie könnte anfangs bei 33 Bewohnern:

1 PFK + zwei 75%-Hilfskräfte + eine 50%-Hilfskraft im Frühdienst, also 4 Köpfe, und 1 PFK + zwei 75%-Hilfskräfte somit 3 Köpfe im Spätdienst arbeiten lassen.

Auf allen drei Wohnbereichen, und auch am Wochenende. Da wären morgens für 100 Bewohner 12 Kräfte und abends 9 Kräfte im Haus, wobei die Stunden für die 3 Nachtwachen schon rausgerechnet sind.

Die Personalbesetzung müssen Martha oder ihre PDL nun so variieren, dass sie auf die Ablauforganisation und die Bewohnerkonstellation nach Pflegegraden optimal abgestimmt ist.

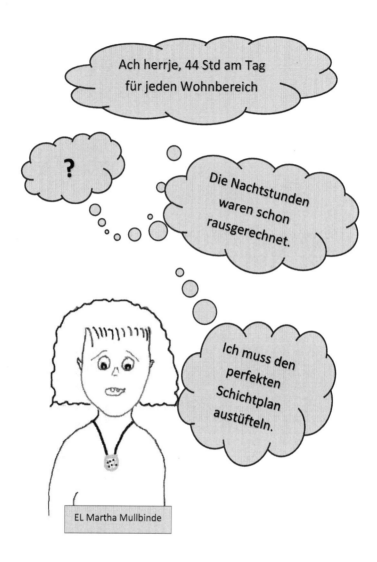

Der folgende Schichtplan hat diese Vorteile:

- geordnete Übergabe
- Mitarbeiter werden auf Arbeitsspitzen verteilt
- keine Überplanung der Nettostunden
- mehr „Mitarbeiterköpfe"
- Ablauforganisation kann angepasst werden

Abb. 5 zeigt einen Schichtplan für einen Wohnbereich mit 33 Bewohnern mit einer NETTO-Arbeitszeit von 44 Stunden, welcher etwas individueller besetzt ist.

Schichtbezeichnung	N1	F1	F3	F3	F4	gleich
Schichtdauer		8 Std	6 Std	6 Std	4 Std	24 Std
Mitarbeiterqualifikation		PFK	PH	PH	PH	

UHRZEIT		bis					
06:00	Übergabe	06:30	06:00				
06:30				06:30	06:30		
07:00						07:00	
07:30							
08:00							
08:30	Frühstück						
09:00							
09:30							
10:00			Blitz				
10:30	Pause						
11:00						11:30	
11:30							
12:00							
12:30	Mittagessen			13:00	13:00		12:30
13:00							
13:30							
14:00	Übergabe		14:30	14:00	14:00		
14:30							
15:00	Kaffee						
15:30							
16:00	Pause						
16:30							
17:00							
17:30							
18:00	Abendbrot						
18:30							
19:00							
19:30							
20:00				20:30	20:30		
20:30	Übergabe	20:30					21:00
21:00		ab					

Mitarbeiterqualifikation			PH	PH	PFK	
Schichtdauer			6 Std	6 Std	8 Std	gleich
Schichtbezeichnung	N1		S3	S3	S1	20 Std

24 Std NETTOSTD Frühdienst
20 Std NETTOSTD Spätdienst
44 NETTOSTD

Abb. 5a zeigt einen Schichtplan für einen Wohnbereich mit 33 Bewohnern mit einer NETTO-Arbeitszeit von 44 Stunden, welcher noch individueller besetzt ist.

Schichtbezeichnung	N1	F1	F3	F5	F4	F4	gleich
Schichtdauer		8 Std	6 Std	6,5 Std	3,5 Std	3,5 Std	27,5 Std
Mitarbeiterqualifikation		PFK	PH	PH	PH	PH	

UHRZEIT							
06:00 Übergabe	bis 06:30	06:00					
06:30				06:30			
07:00					07:00	07:00	07:00
07:30							
08:00							
08:30 Frühstück							
09:00							
09:30							
10:00			Blitz				
10:30 Pause					11:00	11:00	
11:00							
11:30							
12:00							
12:30 Mittagessen			13:00				
13:00							
13:30				14:00			
14:00 Übergabe	14:30			14:00		14:00	
14:30					14:30		
15:00 Kaffee							
15:30							
16:00							
16:30 Pause							
17:00							
17:30							
18:00 Abendbrot							
18:30							
19:00					19:00		
19:30							
20:00				20:30			
20:30 Übergabe	20:30 ab					21:00	
21:00							

Mitarbeiterqualifikation				PH	PH	PFK	
Schichtdauer				6 Std	4 Std	6,5 Std	gleich
Schichtbezeichnung	N1			S2	S3	S1	16,5 Std

27,5 Std NETTOSTD Frühdienst
16,5 Std NETTOSTD Spätdienst
_____
44 NETTOSTD

Es werden immer noch nur 44 NETTO-Stunden verbraucht

In dieser Beispielrechnung wurden für die 100 Bewohner bei den vorhandenen Pflegegraden 36,34 Vollzeitstellen mit 58144 Std im Jahr, davon 48016 Std im Tagdienst, für die gesamte Einrichtung errechnet.

Diese Stunden muss Martha Mullbinde selbstverständlich den Pflegegraden entsprechend auf die Wohnbereiche verteilen.

Wenn auf einem Wohnbereich viele Bewohner mit Pflegegrad 4 sind und auf einem anderen Wohnbereich viele Bewohner mit Pflegegrad 2, hat sie auf dem ersten Wohnbereich vielleicht 47 Stunden täglich zur Verfügung, auf dem anderen jedoch vielleicht nur 41 Stunden.

Daher muss sie den Schichtplan dementsprechend anpassen.

Dienstplaner müssen tüfteln können!

Das klappt natürlich nur, wenn man den Dienstplan vom ersten Tag an sachlich korrekt schreibt und folgende **Fehler** vermeidet:

- **NETTO-BRUTTO-Rechnung wird vergessen:**
  Dadurch geht die Rechnung niemals auf, der Dienstplan gerät in Schieflage und kollabiert nach einiger Zeit.

- **Es werden zu viele Vollzeitmitarbeiter eingestellt:**
  Dadurch können die kurzen Schichten nicht passend besetzt werden, in Abb.4 werden dadurch jährlich 1460 Überstunden generiert - auf einem Wohnbereich! Auf alle drei Wohnbereiche gerechnet entspräche das 4380 Überstunden im Jahr!

- **Vollzeitmitarbeiter werden in der Nachtwache eingesetzt:**
  Das führt bei diesen Mitarbeitern zu Minusstunden, oder zu zu wenig Ruhezeit. Denn nach fünf Nächten reichen zwei Tage „frei" nicht. Der Tag nach der letzten Schicht zählt nicht als freier Tag, da man morgens erst aus der Nacht kommt. Alle fünf Tage drei Tage frei zu haben führt aber wiederum zu Minusstunden.

41

- **Es werden zu wenig Ruhezeiten bzw. freie Tage für die Mitarbeiter geplant:** Das führt zu vermehrten Kranktagen. Und viele kranke Kollegen zwingen Mitarbeiter zum Einspringen, was diese wiederum anfälliger für Stress und Krankheit macht. Es ist ein ewiger Kreislauf.

- **Es wird keine Abrufbereitschaft geplant:** Dadurch werden immer wieder die gleichen Mitarbeiter – nämlich diejenigen, die sich nicht dagegen wehren – aus dem Frei gerufen.

- **Der Urlaubsplan versandet:** Auch wenn der Urlaubsplan im November des Vorjahres gemacht worden wäre, kommt es doch im Laufe des Jahres zu Veränderungen beim Personal. Das zeitnahe, korrekte Nachplanen wird vergessen.

- **Bedürfnisse der Mitarbeiter werden über Monate hinweg ignoriert:** Das führt zu den anfangs beschriebenen Gemütszuständen bzw. zu Mitarbeiterunzufriedenheit und Mitarbeiterfluktuation.

- **Das Höherstufungs-Management wird vernachlässigt:** Dadurch wird die Anzahl der Mitarbeiter nicht zeitnah an den Arbeitsaufwand angepasst.

- **Die Pflegedienstleitung wird durch das permanente Ausgleichen des misslungenen Dienstplanes mürbe gemacht:** Das führt zu Qualitätsverlust, da diese dadurch ihren eigentlichen Aufgaben nicht nachkommen kann.

Kurz zusammengefasst:

- Netto-Brutto-Rechnung beachten.
- Die Nettostunden müssen den Pflegegraden entsprechend auf den Wohnbereichen verteilt werden.
- Für einen guten Dienstplan braucht man eine gesunde Mischung aus Vollzeitkräften und Teilzeitkräften.
- Keine Vollzeitmitarbeiter in der Dauernachtwache einsetzen.
- Abrufbereitschaft planen.
- Urlaubsplanung regelmäßig aktualisieren.
- Mitarbeiterbedürfnisse beachten.
- Das Höherstufungs-Management ausführen.
- Dienstplaner müssen tüfteln können.

2.5 Wie sollte das Mengenverhältnis zwischen Teilzeit- und Vollzeitmitarbeiter sein?

Wenn man die Schichtverteilung der Abb. 5 auf alle drei Wohnbereiche in der Einrichtung anwenden würde, hätte man an diesem Tag:

3 X 2 Vollzeitstellen	= 6
3 Nachtwachen a. 75%	= 3
3 X 4 Teilzeitstellen a. 75%	=12
3 X 1 Teilzeitstellen a. 50%	=3

Das Verhältnis wäre also ca. 25 % Vollzeitstellen zu 75 % Teilzeitstellen.

Je größer der Anteil der Teilzeitstellen im Verhältnis zu den Vollzeitstellen ist, desto flexibler kann der Dienstplan geschrieben werden und desto besser kann auf die Bedürfnisse der Mitarbeiter eingegangen werden!

Eine Halbtagskraft bleibt auch mal sechs Stunden in der Einrichtung. Sie hat dann im Laufe des Monats mehr freie Tage. Sie würde sicher bei Personalausfall auch eher einspringen als eine Vollzeitmitarbeiterin, die sowieso nur zwei Tage frei hat.

In Teilzeit zu arbeiten ist für manche Menschen ein Segen, für andere wiederum ein Fluch. Oftmals sitzen Pflegehelfer im Bewerbergespräch vor der Einrichtungsleitung und wünschen sich eine Vollzeitstelle.

Das konnte ich immer gut verstehen und hätte auch lieber eine Vollzeitstelle vergeben! Ich konnte aber leider nur eine Teilzeitstelle anbieten, weil der Dienstplan sonst nicht aufgegangen wäre. Ich stellte den Mitarbeitern allerdings frei, nebenher woanders für 450 € zu arbeiten.

Einige Pflegefachkräfte hätte ich auch gerne auf 75 % eingestellt. Da es davon aber nicht genug gibt, muss ich mich als Arbeitgeber an deren Wünsche anpassen. Wenn eine Pflegefachkraft allerdings als Dauernachtwache arbeiten wollte, bekam sie nur einen 80% Vertrag, denn sonst würde sie über das Jahr Minusstunden generieren.

In der Realität ist es jedoch so, dass die Pflegefachkräfte die Vollzeitstellen bekommen und die Pflegehilfskräfte die Teilzeitstellen.

Ich habe Einrichtungsleitungen kennengelernt, die sich schwertaten, Teilzeitkräfte zu finden. Eine Pflegehelferin mit einer 50 %-Stelle verdient kaum genug zum Leben. Interesse an diesen Stellen haben hauptsächlich Frauen, die wieder in den Beruf möchten, oder aber Mütter, die etwas dazu verdienen möchten und deren Kinder morgens in der Schule sind.

Die Pflegedienstleitung als Dienstplanschreiber ist darauf angewiesen, dass die Heimleitung genug Teilzeitkräfte einstellt, damit sie eine ausreichende Kopfzahl an Mitarbeitern hat, um einen perfekten Dienstplan zu schreiben.

Kurz zusammengefasst:

- Um einen Dienstplan zu schreiben, muss man kein Mathegenie sein.

- Die Berechnung muss individuell für eine Einrichtung, mit deren Bewohnerstruktur, deren Mitarbeiterstruktur und den Vorgaben des Altenpflegeheimbetreibers, für das jeweilige Bundesland berechnet werden!

- Je größer der Anteil der Teilzeitstellen im Verhältnis zu den Vollzeitstellen ist, desto flexibler kann der Dienstplan geschrieben werden und desto besser kann auf die Bedürfnisse der Mitarbeiter eingegangen werden!

2.6 Was hat das mit dem Soll-Plan und Ist-Plan auf sich?

Der Soll – Ist Vergleich kommt aus der Kostenrechnung. Der Gegenüberstellung von Sollkosten und wirklich entstandenen Kosten (Istkosten) eines bestimmten Zeitabschnittes in der Betriebsabrechnung.

Bei Dienstplanern herrscht oftmals der Irrglaube vor, dass der Soll - Plan die Soll -Vorgabe sei. In Computer generierten Plänen steht die Bruttoarbeitszeit oft automatisch in der Mitarbeiterzeile. Wenn dort steht, dass die monatliche Arbeitszeit z.b. 176 Stunden sind, dann wäre es aber falsch diese auch zu verplanen.

Soll – Plan bedeutet nicht, dass soll so sein. Wenn man das als Soll - Vorgabe benutzt, kollabiert der Dienstplan nach einiger Zeit.

Die refinanzierten Stellen ergeben sich auch auf einem Wohnbereich aus der Anzahl der Bewohner in Bezug auf deren Pflegegrade.

Die Soll – Vorgabe sind die Nettoarbeitsstunden des Wohnbereichs. In unserem Beispiel sind das die 44 Stunden die am Tag pro Wohnbereich verplant werden dürfen.

Man muss immer mit der Nettoarbeitszeit rechnen. Vielleicht entstehen dann in der Planung am Anfang eines Monats Minusstunden bei einigen Mitarbeitern, aber das gleicht sich im Laufe des Jahres aus.

Das ist in Ordnung, denn die nächste Grippewelle kommt bestimmt.

Kurz zusammengefasst:

- *Soll – Plan bedeutet nicht, dass soll so sein.*
- *Die refinanzierten Stellen ergeben sich auch auf einem Wohnbereich aus der Anzahl der Bewohner in Bezug auf deren Pflegegrade.*
- *Man muss immer mit der Nettoarbeitszeit rechnen.*

3. Vier wichtige Tipps zum Dienstplan

Man sollte schon im Bewerbergespräch den Dienstplan thematisieren. Dienstpläne, Schichtpläne und Ablaufpläne sollten aufeinander abgestimmt werden. Man muss Auszubildende und andere Mitarbeitergruppen in die Überlegungen einbeziehen und außerdem das Arbeitsgesetz beachten.

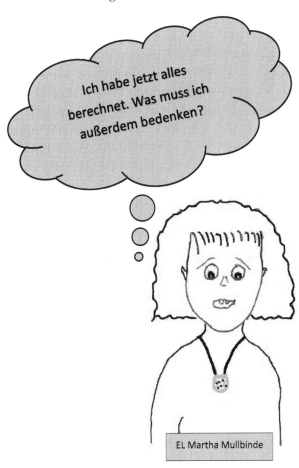

Ich habe jetzt alles berechnet. Was muss ich außerdem bedenken?

EL Martha Mullbinde

3.1 Wie führt man das Bewerbergespräch in Bezug auf den Dienstplan?

Wir alle kennen den Arbeitsvertrag. Dieser wird schriftlich abgeschlossen und regelt auf der Sachebene Gehalt, Position und Aufgabe. Gleichzeitig mit dem Arbeitsvertrag wird aber immer auch ein psychologischer Vertrag abgeschlossen.

Das geschieht nicht schriftlich, sondern findet in den Gedanken der Vertragspartner statt. Immer! Der psychologische Vertrag ist der Kern der Beziehung zwischen Beschäftigten und Unternehmen. Er wird auf der Beziehungsebene oftmals nur unterbewusst abgeschlossen.

Er beinhaltet Erwartungen auf Seiten der Mitarbeiter, die aufgrund von Aussagen oder Verhaltensweisen der Führungskräfte entstanden sind, aber auch Erwartungen, die die Führungskraft aufgrund des Bewerbergesprächs hegt.

Mitarbeiter erwarten zum Beispiel: Sicherheit, Berechenbarkeit und Sinnhaftigkeit in ihrer Tätigkeit. Die Führungskraft erwartet im Gegenzug: Verlässlichkeit, Flexibilität und Loyalität.

Diese Erwartungen sind subjektiv, da sie von Wahrnehmung, Persönlichkeit und den Lernerfahrungen der Vertragspartner abhängen.

Das ist wie bei einer Waagschale.

In der Pflegebranche liegen auf der einen Seite die Erwartungen der Mitarbeiter an den Einrichtungsleiter:

- Berechenbarkeit (offene Kommunikation, Kontinuität)
- Sicherheit (gesicherte Freizeit, geregelte Abläufe, Führung)
- Sinnhaftigkeit (im Sinne des Berufes pflegen können)

und auf der anderen Seite die der Arbeitgeber an die Mitarbeiter:

- Verlässlichkeit (regelmäßig zum Dienst erscheinen)
- Flexibilität (Bewohnerwünsche/ Qualität erfüllen)
- Loyalität (gegenüber Einrichtung und Unternehmen)

Hält die Führungskraft jetzt der Erwartungshaltung der Pflegekraft nicht stand und bietet beispielsweise keine Sicherheit mehr, kippt die Waagschale und ist nicht mehr ausgeglichen.

Da der psychologische Vertrag aber immer in der Waage liegt, gleicht die Gegenpartei aus. Nimmt also der Arbeitgeber die Sicherheit weg, nimmt automatisch der Mitarbeiter die Verlässlichkeit weg und die Waagschale ist wieder ausgeglichen.

In dem Moment, in dem die Einrichtungsleitung Mitarbeiter einstellt, hat sie im Vorstellungsgespräch die Möglichkeit, Unklarheiten aus dem Weg zu räumen. Sie sollte den neuen Mitarbeiter ermuntern, seine Bedingungen offen darzulegen, aber auch selbst offen ihre Bedingungen aussprechen, darunter vor allem folgende:

- Die Mitarbeiter werden individuell eingesetzt.
- 50%-Kräfte arbeiten auch in der 5 bzw. 6-Tage-Woche.
- Es gibt für einzelne Mitarbeiter individuelle Regelungen, welche nicht für alle Mitarbeiter gelten können. Man möchte deswegen keine Unruhe im Haus!
- Im Krankheitsfall hat man sich bei der Pflegedienstleitung abzumelden. Sich nur zwei Stunden vor Dienstbeginn abzumelden ist unfair der Leitung sowie den Kollegen gegenüber.
- Die Urlaubsplanung für das folgende Jahr muss bis Oktober abgegeben werden.
- Jeden zweiten Samstag/Sonntag frei zu haben, klappt in einer 5-Tage-Woche nicht immer. Daraus kann auch ein Freitag/Samstag oder ein Sonntag/Montag werden.
- Und vieles mehr …

Indem diese Bedingungen zu Beginn klargestellt werden, wird Enttäuschung sowie spätere Unruhe und Neid unter den Mitarbeitern verhindert.

Denn etwas, was der Mitarbeiter Auge in Auge mit dem Chef bespricht, vergisst er nicht, sondern empfindet es als abgemacht!

Die neue Mitarbeiterin erläutert ja auch ihre Bedingungen.

Eine examinierte Kraft, die einen sehr guten Eindruck macht und erklärt, sie könne freitags nie arbeiten, wird trotzdem eingestellt. Eine gute Helferin, welche keinen Pkw besitzt und erklärt, dass ihr letzter Bus um 19:45 Uhr fährt, wird dementsprechend eingeteilt.

Früher war das anders. Sonderwünsche gab es nicht, es hieß „Der Dienstplan ist kein Wunschkonzert" und „Wem das nicht gefällt, der kann gehen!".

Diese Zeiten sind aber vorbei! In der Altenpflegeheimbranche gibt es von allem zu wenig. Es gibt weder genug Einrichtungsleiter noch Pflegedienstleiter noch examinierte Pflegekräfte. Der Mensch tut sich zwar schwer damit, den Arbeitsplatz zu wechseln, denn er ist ein Gewohnheitsstier.

Wenn es ihm aber zu viel wird, wechselt er seinen Arbeitsplatz wahrscheinlich doch. Und zwar dorthin, wo die folgenden vier Punkte erfüllt werden. Denn Menschen mit einer gesunden Psyche haben alle ähnliche Verhaltensmuster:

- Sie erwarten Anerkennung.
- Sie brauchen Bedürfnisbefriedigung.
- Sie sehnen sich nach innerer Ausgeglichenheit.
- Sie leisten Beistand in der Hoffnung auf Gegenseitigkeit.

Und heute, im Zeitalter von Social Media, sind die Arbeitsbedingungen in einer Altenpflegeheimeinrichtung längst kein Geheimnis mehr. Auch Auszubildende reden innerhalb des Unterrichts ganz offen über ihre Arbeitgeber.

Innerhalb einer Region wissen also alle dort lebenden Pflegemitarbeiter über die Arbeitsumstände in den Altenpflegeheimeinrichtungen ihrer Region Bescheid.

Als Führungskraft in der Altenpflege sollte man von dem Gedanken Abstand nehmen, vor Mitarbeitern etwas geheim halten zu können.

Denn Personalnot haben vornehmlich die Träger bzw. die Einrichtungen, in denen die Mitarbeiterführung nicht stimmt! Personal zieht es automatisch dorthin wo es stimmt.

Kurz zusammengefasst:

- Gleichzeitig mit dem Arbeitsvertrag wird immer auch ein psychologischer Vertrag abgeschlossen.

- Das geschieht nicht schriftlich, sondern findet in den Gedanken der Vertragspartner statt. Immer!

- Ermuntern Sie den neuen Mitarbeiter dazu, seine Bedingungen offen darzulegen, damit es nicht zu Missverständnissen kommt.

- Sprechen Sie offen Ihre Bedingungen aus.

- Mit diesen klaren Bedingungen verhindern Sie spätere Unruhe und Neid unter den Mitarbeitern.

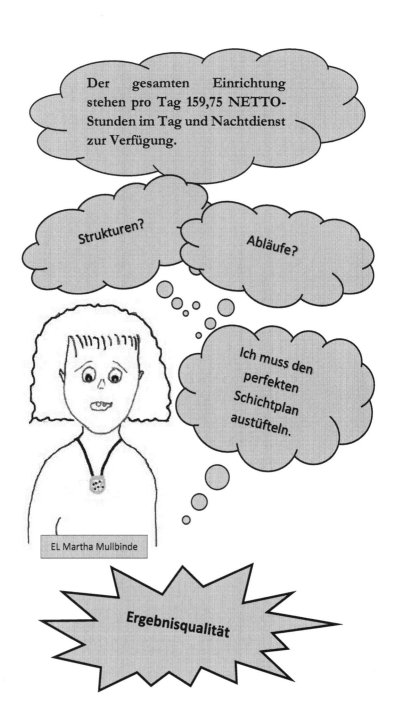

3.2 Wozu braucht man Schichtpläne?

Der Dienstplan hat nur indirekt etwas mit der Struktur im Wohnbereich zu tun. Um Prozess- und Ergebnisqualität zu generieren braucht es Strukturen, die durch Ablaufpläne, Stecktafeln, Standards usw. festgelegt werden. Der Schichtplan allerdings hat direkte Auswirkungen auf den Dienstplan.

Hier müssen EL und PDL die bestmögliche Verteilung der Mitarbeiter-Köpfe (immer in Bezug zu den Bewohnern und deren Pflegegrade auf dem einzelnen Wohnbereich) im Rahmen der täglich zur Verfügung stehenden Nettoarbeitsstunden pro Wohnbereich austüfteln.

In den arbeitsintensiven Morgenstunden müssen genügend Köpfe zur Verfügung stehen. Ebenso müssen während der Essenszeiten und den später folgenden Toilettengängen immer noch oder schon wieder genug Mitarbeiter im Dienst sein.

Wie viel eine kleine Veränderung der Schichtlängen auf das Jahr gesehen ausmachen kann, möchte ich am Beispiel der Nachtschicht aufzeigen.

Der gesamten Einrichtung stehen pro Tag 159,75 NETTO-Stunden im Tag und Nachtdienst zur Verfügung. (Abb.6)

Wird bei 3 Nachtwachen der Dienst um 1 Stunde verkürzt, verlängern sich automatisch 9 Früh und 9 Spätdienste. Es entsteht eine Überplanung von 6,75 Stunden täglich, multipliziert mit 365 Tagen sind das 2463,75 Überstunden im Jahr. (Abb.7)

53

Abb. 6 zeigt einen Schichtplan mit einer NETTO-Arbeitszeit von 44 Stunden + 9,25 Nachtstunden auf **einem** von 3 Wohnbereichen mit 33 Bewohnern.

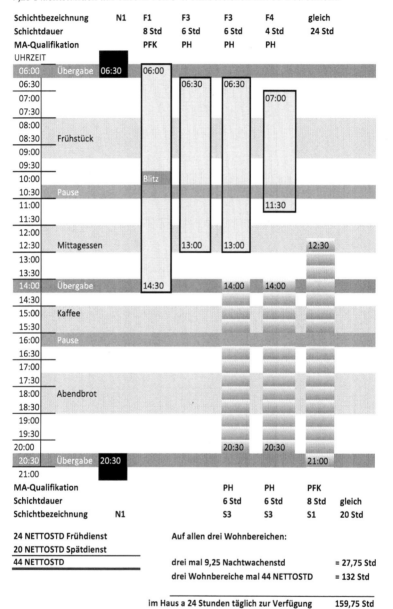

Schichtbezeichnung	N1	F1	F3	F3	F4	gleich
Schichtdauer		8 Std	6 Std	6 Std	4 Std	24 Std
MA-Qualifikation		PFK	PH	PH	PH	

UHRZEIT								
06:00	Übergabe	06:30	06:00					
06:30				06:30	06:30			
07:00						07:00		
07:30								
08:00								
08:30	Frühstück							
09:00								
09:30								
10:00			Blitz					
10:30	Pause							
11:00						11:30		
11:30								
12:00								
12:30	Mittagessen			13:00	13:00		12:30	
13:00								
13:30								
14:00	Übergabe		14:30		14:00	14:00		
14:30								
15:00	Kaffee							
15:30								
16:00	Pause							
16:30								
17:00								
17:30								
18:00	Abendbrot							
18:30								
19:00								
19:30								
20:00					20:30	20:30		
20:30	Übergabe	20:30					21:00	
21:00								

MA-Qualifikation				PH	PH	PFK	
Schichtdauer				6 Std	6 Std	8 Std	gleich
Schichtbezeichnung	N1			S3	S3	S1	20 Std

24 NETTOSTD Frühdienst	Auf allen drei Wohnbereichen:	
20 NETTOSTD Spätdienst		
44 NETTOSTD	drei mal 9,25 Nachtwachenstd	= 27,75 Std
	drei Wohnbereiche mal 44 NETTOSTD	= 132 Std
	im Haus a 24 Stunden täglich zur Verfügung	159,75 Std

54

Abb. 7 zeigt den Schichtplan in dem aber der Nachtdienst um eine Stunde verkürzt wurde.

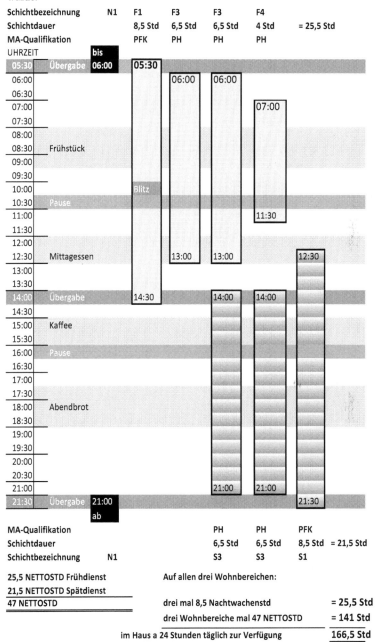

Schichtbezeichnung	N1	F1	F3	F3	F4	
Schichtdauer		8,5 Std	6,5 Std	6,5 Std	4 Std	= 25,5 Std
MA-Qualifikation		PFK	PH	PH	PH	

UHRZEIT		bis				
05:30	Übergabe	06:00	05:30		
06:00				06:00	06:00
06:30					
07:00					07:00
07:30					
08:00					
08:30	Frühstück				
09:00					
09:30					
10:00			Blitz		
10:30	Pause				
11:00					11:30
11:30					
12:00					
12:30	Mittagessen		13:00	13:00	12:30
13:00					
13:30					
14:00	Übergabe		14:30	14:00	14:00
14:30					
15:00	Kaffee				
15:30					
16:00	Pause				
16:30					
17:00					
17:30					
18:00	Abendbrot				
18:30					
19:00					
19:30					
20:00					
20:30					
21:00				21:00	21:00
21:30	Übergabe	21:00			21:30
		ab			

MA-Qualifikation			PH	PH	PFK	
Schichtdauer			6,5 Std	6,5 Std	8,5 Std	= 21,5 Std
Schichtbezeichnung	N1		S3	S3	S1	

25,5 NETTOSTD Frühdienst		
21,5 NETTOSTD Spätdienst		
47 NETTOSTD		

Auf allen drei Wohnbereichen:

drei mal 8,5 Nachtwachenstd	= 25,5 Std
drei Wohnbereiche mal 47 NETTOSTD	= 141 Std
im Haus a 24 Stunden täglich zur Verfügung	166,5 Std

3.3 Wie ist das mit Auszubildenden und anderen Jokern?

Der Stellenwert der Auszubildenden hat sich in den letzten Jahren verändert, da ein Auszubildender im Normalfall nur einen Stellenanteil von 0,15 - 0,2 im Personalschlüssel hat.

Infolge des Personalnotstandes möchte deshalb jede Einrichtung ihren Anteil an Auszubildenden erhöhen, um einerseits den Stellenschlüssel zu entlasten und andererseits ihren Anteil zur Beendigung des Fachkräftemangels beizusteuern.

Aber auch Auszubildende erwarten Anerkennung und brauchen Bedürfnisbefriedigung. Auch sie sehnen sich nach innerer Ausgeglichenheit und leisten Beistand in der Hoffnung auf Wertschätzung. Und genau wie alle anderen können auch Auszubildende jederzeit in eine andere Einrichtung wechseln.

Wie viele Auszubildende eine Einrichtung braucht bzw. verkraftet, muss individuell entschieden werden. Es braucht dazu ein Konzept, das Fachlichkeit, Bedürfnisbefriedigung und Wertschätzung garantiert.

Man sollte darauf achten, dass die Azubis das erste, zweite und dritte Lehrjahr abdecken und außerdem zu unterschiedlichen Zeiten Schule haben, sodass an den meisten Tagen auf jedem Wohnbereich und in jeder Schicht ein Auszubildender vor Ort ist.

Abb. 8 zeigt einen Schichtplan mit einer Tagdienst NETTO-Arbeitszeit von 44,2 Std bei 33 Bewohnern.

Schichtbezeichnung N1	F1	F3	F3	F4	F2
Schichtdauer	8 Std	6,5 Std	6,5 Std	4 Std	1,6 Std von 8 Std
MA-Qualifikation	PFK	PH	PH	PH	AZUBI

Uhrzeit					
06:00	Übergabe 06:30	06:00			
06:30			06:30	06:30	
07:00				07:00	07:00
07:30					
08:00					
08:30	Frühstück				
09:00					Azubi
09:30					Stellen-
10:00		Blitz*			anteil
10:30	Pause				von
11:00				11:30	0,2
11:30					11:30
12:00					
12:30	Mittagessen			12:30	
13:00			13:30	13:30	
13:30					
14:00	Übergabe	14:30			Azubi
14:30				14:30	Stellen-
15:00	Kaffee				15:30 anteil
15:30				15:30	von
16:00	Pause				0,2
16:30					
17:00					
17:30					
18:00	Abendbrot				
18:30					
19:00				19:00	
19:30				20:00	20:00
20:00					
20:30	Übergabe	20:30			21:00
21:00					

MA-Qualifikation		PH	PH	PFK	Azubi
Schichtdauer		4 Std	4 Std	8 Std	1,6 Std von 8 Std
Schichtbezeichnung	N1	S4	S5	S1	S2

26,6 Std Nettostd Frühdienst   Blitz* Frühbesprechung
17,6 Std Nettostd Spätdienst
44,2 NETTOSTD täglich

57

Auszubildende haben keinen vollen Stellenanteil, sind aber trotzdem acht Stunden auf dem Wohnbereich.

Um auf einem Wohnbereich alle Arbeiten ausführen und eine qualitativ hochwertige Dienstleistung erbringen zu können, braucht es eine Struktur und einen Ablaufplan. Das wäre aber ein Thema für ein anderes Buch.

Um eine hochwertige, qualitativ gute Dienstleistung zu erbringen, braucht es aber auch Mitarbeiter in genügender Anzahl. Es gibt auf einem Wohnbereich die Wohnbereichsleitung, die Pflegefachkräfte, die Pflegehilfskräfte, die Auszubildenden, die Betreuungskräfte, die §43b-Kräfte, die Reinigungskräfte und vielleicht auch Ehrenamtler.

Jede dieser Gruppen hat selbstverständlich einen eigenen Dienstplan und so sollte es auch bleiben. Im Schichtplan sollte man diese allerdings aufeinander abstimmen, damit die größtmögliche Effizienz erreicht werden kann.

Abb. 9 zeigt einen Schichtplan mit einer Tagdienst NETTO-Arbeitszeit von 44,2 Std bei 33 Bewohnern und § 43b Kräften

- hier gibt es jetzt 12 Köpfe, die sich die Arbeit für 33 Bewohner über den Tag teilen
- bei festen Strukturen, einem guten Ablaufplan und ordentlicher Mitarbeiterführung sollte es gelingen, die Bewohner gut zu versorgen
- selbst wenn jemand durch Krankheit ausfallen sollte bricht bei so einem Schichtplan nicht alles zusammen

58

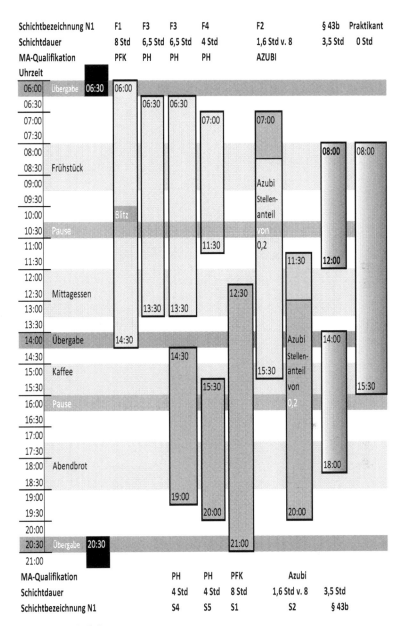

Schichtbezeichnung N1	F1	F3	F3	F4	F2	§ 43b	Praktikant
Schichtdauer	8 Std	6,5 Std	6,5 Std	4 Std	1,6 Std v. 8	3,5 Std	0 Std
MA-Qualifikation	PFK	PH	PH	PH	AZUBI		

MA-Qualifikation	PH	PH	PFK	Azubi	
Schichtdauer	4 Std	4 Std	8 Std	1,6 Std v. 8	3,5 Std
Schichtbezeichnung N1	S4	S5	S1	S2	§ 43b

26,6 Std Nettostd Frühdienst
17,6 Std Nettostd Spätdienst
44,2 NETTOSTD täglich

59

3.4 Das macht alles viel Arbeit!
Was hat die Führungskraft davon?

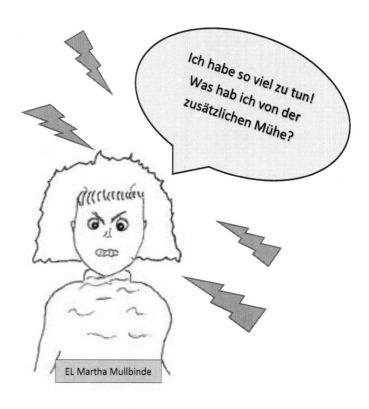

Sich eine neue Sichtweise in Bezug auf die Fertigstellung des Dienstplanes anzueignen, das Ausrechnen der Nettoarbeitszeit, die bewusste Gestaltung der Schichtlängen, die Einhaltung des Arbeitszeitgesetzes, die Umstrukturierung des Personalbestandes, eine neue Haltung in Bezug auf die Wünsche des Personals einzunehmen: all das erfordert Zeit, Durchhaltevermögen und Rückgrat.

Wozu ist das alles nötig?

- um einen im Bundesdurchschnitt liegenden Krankenstand zu erreichen
- um keine Personalfluktuation und immer genug Personal zu haben
- um keinen Einsatz von Leasingkräften nötig zu haben
- um eine hohe Mitarbeiterzufriedenheit zu generieren

Was hat das Führungsteam EL und PDL davon?

Ruhe im Haus: die Strukturen sind leichter einzuhalten, es entsteht eine Regelmäßigkeit und Kontinuität, Qualitätsziele können erreicht werden. Die Kundenzufriedenheit steigt, die Beschwerdehäufigkeit sinkt, die Einrichtung hat einen guten Ruf. Die Vorgaben des Trägers können erfüllt werden.

Was hat die Führungskraft als Mensch davon?

Anerkennung und Erfolg im Beruf, geregelte Arbeitszeiten und ein wirklich freies Wochenende. Und wenn sie in den Urlaub fahren möchte, kommen alle auch mal drei Wochen ohne sie zurecht.

Kurz zusammengefasst:

Es lohnt sich!

3.5 Das Arbeitszeitgesetz, kurz ArbZG

Das Arbeitsrecht wird in Deutschland durch eine ganze Reihe von Gesetzen geregelt. Das Arbeitszeitgesetz regelt die tägliche, wöchentliche und monatliche maximale Arbeitszeit. Außerdem regelt es die Pausen. Es soll den Arbeitnehmer schützen und seine gesundheitliche Gefährdung durch eine zeitlich hohe Belastung verhindern.

Da ich keine Rechtsanwältin bin, sind diese Ausführungen nicht als Rechtsauskunft zu werten.

Was ist Arbeitszeit?

Das ist die Zeit vom Anfang bis zum Ende der täglichen Arbeit - ohne die Ruhepausen (in § 3 des ArbZG können Sie das nachlesen). Die maximale Arbeitszeit pro Tag sollte im Regelfall nicht überschritten werden: sie beträgt acht Stunden! Sie kann auf bis zu zehn Stunden verlängert werden, wenn innerhalb von sechs Kalendermonaten oder innerhalb von 24 Wochen im Durchschnitt acht Stunden werktäglich nicht überschritten werden. Das ArbZG erlaubt eine Wochenarbeitszeit von 48 Stunden. Daraus ergeben sich acht Stunden tägliche Arbeitszeit an sechs Werktagen in der Woche.

Was ist Ruhezeit?

Ruhezeiten (§ 5 ArbZG) sind die Zeiträume zwischen den Arbeitstagen. Die Mindestruhezeit beträgt elf Stunden. Diese gesetzlich vorgeschriebene Ruhezeit kann um eine Stunde auf zehn Stunden verkürzt werden. Dass ist unter anderem in Krankenhäusern und Einrichtungen, in denen Menschen behandelt, gepflegt und betreut werden, möglich, solange jede Verkürzung der Ruhezeit innerhalb eines Kalendermonats oder innerhalb von vier

Wochen durch Verlängerung einer anderen Ruhezeit auf mindestens zwölf Stunden ausgeglichen wird.

Der Dienstplanschreiber sollte trotzdem in der Planung eine Mindestruhezeit zwischen Spät- und Frühdienst von elf Stunden einhalten.

Was sind Pausen?

Das Arbeitsrecht unterscheidet zwischen unbezahlten Ruhepausen und bezahlter Erholungszeit. Außerdem gibt es die sogenannten Kurzpausen, welche mindestens fünf Minuten dauern sollten (die Pausenzeiten sind in § 4 des ArbZG geregelt).

In der Altenpflege haben wir es mit unbezahlten Ruhepausen zu tun. Diese gehören nicht zur Arbeitszeit und werden deshalb auch nicht vergütet. Das ArbZG setzt die vorgeschriebene Mindestanforderung ins Verhältnis zur maximalen Arbeitszeit in Stunden.

- Bei bis zu 6 Stunden Arbeit sind rechtlich keine Pausen vorgesehen.
- Bei 6 bis 9 Stunden sollte es eine Pause von 30 Minuten geben.
- Bei bis zu 10 Stunden sollte der Arbeitnehmer mindestens 45 Minuten Pause machen.

Es handelt sich hierbei um unbezahlte Ruhepausen.

Im Schichtplan-Beispiel wurden sogar Pausen für Schichten von 4 Stunden eingeplant. Im Grunde müsste das nicht sein, aber für Mitarbeiter ist eine gemeinsame Pause teamfördernd. Außerdem verlässt sowieso fast jeder Mitarbeiter während einer Schicht einmal kurz den Arbeitsbereich (zum Rauchen, zur Toilette, zum Telefonieren usw.).

In Abb.1 des Schichtplanes sind die Nachtwachen 10 Stunden im Haus. Sie haben 45 Minuten Ruhepause, bekommen also 9 Stunden und 15 Minuten Arbeitszeit bezahlt.

In meinem 100-Betten-Beispielhaus gibt es nachts 3 Nachtwachen.

Gäbe es nur eine Nachtwache, könnte diese natürlich keine Ruhepause machen, denn dann wäre ja niemand mehr zuständig. Hier müsste man eine Erholungszeit bezahlen, und käme damit über die erlaubten 10 Arbeitsstunden. Bezahlte Pausen, die zur Arbeitszeit gerechnet werden, heißen Erholungszeiten. Diese können in Tarifverträgen oder anderen Arbeitsverträgen zwischen Arbeitgeber und Arbeitnehmer vereinbart sein. Bezahlte Pausen sind auch oftmals Kurzpausen von fünf Minuten, die bei Tätigkeiten mit einer hohen Konzentrationsleistung anfallen.

Nacht- und Schichtarbeit

Nachtzeit im Sinne des ArbZG meint die Zeit von 23 bis 6 Uhr, in Bäckereien und Konditoreien die Zeit von 22 bis 5 Uhr (nachzulesen in §2 und §6 ArbZG).

Nachtarbeit im Sinne dieses Gesetzes ist jede Arbeit, die mehr als zwei Stunden der Nachtzeit umfasst.

Nachtarbeitnehmer im Sinne dieses Gesetzes sind Arbeitnehmer, die auf Grund ihrer Arbeitszeitgestaltung normalerweise Nachtarbeit in Wechselschicht zu leisten haben oder Nachtarbeit an mindestens 48 Tagen im Kalenderjahr leisten.

Die werktägliche Arbeitszeit der Nachtarbeitnehmer darf acht Stunden nicht überschreiten. Sie kann auf bis zu zehn Stunden verlängert werden, allerdings nur, wenn abweichend von § 3 innerhalb eines Kalendermonats oder innerhalb von vier Wochen im Durchschnitt acht Stunden werktäglich nicht überschritten werden.

Sonn- und Feiertagsbeschäftigung

Mindestens 15 Sonntage im Jahr müssen beschäftigungsfrei bleiben (nachzulesen im § 11 ArbZG). Für die Beschäftigung an Sonn- und

Feiertagen gelten die §§ 3 bis 8 entsprechend, jedoch dürfen durch die Arbeitszeit an Sonn- und Feiertagen die in den §§ 3, 6 Abs. 2, §§ 7 und 21a Abs. 4 bestimmten Höchstarbeitszeiten und Ausgleichszeiträume nicht überschritten werden.

Werden Arbeitnehmer an einem Sonntag beschäftigt, müssen sie einen Ersatzruhetag haben, der innerhalb eines den Beschäftigungstag einschließenden Zeitraums von zwei Wochen zu gewähren ist.

Werden Arbeitnehmer an einem auf einen Werktag fallenden Feiertag beschäftigt, müssen sie einen Ersatzruhetag haben, der innerhalb eines den Beschäftigungstag einschließenden Zeitraums von acht Wochen zu gewähren ist.

Die Sonn- oder Feiertagsruhe des § 9 oder der Ersatzruhetag des Absatzes 3 ist den Arbeitnehmern unmittelbar in Verbindung mit einer Ruhezeit nach § 5 zu gewähren.

Aushang und Arbeitszeitnachweise

Der § 16 bestimmt, dass eine Kopie des ArbZG und die für den Betrieb geltenden Rechtsverordnungen sowie Tarif- und Betriebsverträge an geeigneter Stelle im Betrieb zur Einsichtnahme auszulegen oder auszuhängen sind.

Der Arbeitgeber ist verpflichtet, die über die werktägliche Arbeitszeit nach § 3 Satz 1 hinausgehende Arbeitszeit von Arbeitnehmern aufzuzeichnen und ein Verzeichnis derjenigen Arbeitnehmer zu führen, die in eine Verlängerung der Arbeitszeit gemäß § 7 Abs. 7 eingewilligt haben. Diese Nachweise sind mindestens zwei Jahre aufzubewahren.

Die Aufsichtsbehörde zur Kontrolle der Einhaltung des Arbeitszeitgesetzes ist das Gewerbeaufsichtsamt. Mittlerweile wurde der Name dieser Behörde in einigen Bundesländern verändert. In NRW regelt das Ministerium für Arbeit, Gesundheit und Soziales die Überwachung.

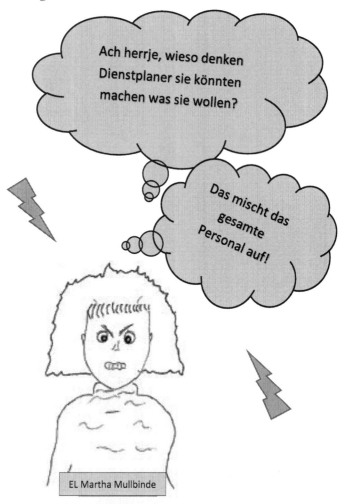

Bußgeldvorschriften

In § 22 sind die Bußgeldvorschriften des ArbZG geregelt. In § 22 Abs. 2 ArbZG steht:

(2) Die Ordnungswidrigkeit kann in den Fällen des Absatzes 1 Nr. 1 bis 7, 9 und 10 mit einer Geldbuße bis zu 15 000 Euro, in den Fällen des Absatzes 1 Nr. 8 mit einer Geldbuße bis zu 2 500 Euro geahndet werden.

Strafvorschriften

Der § 23 ArbZG geht noch weiter, deshalb zitiere ich ihn hier direkt:
(1) Wer eine der in § 22 Abs. 1 Nr. 1 bis 3, 5 bis 7 bezeichneten Handlungen
1. vorsätzlich begeht und dadurch Gesundheit oder Arbeitskraft eines Arbeitnehmers gefährdet oder
2. beharrlich wiederholt, wird mit Freiheitsstrafe bis zu einem Jahr oder mit Geldstrafe bestraft.
(2) Wer in den Fällen des Absatzes 1 Nr. 1 die Gefahr fahrlässig verursacht, wird mit Freiheitsstrafe bis zu sechs Monaten oder mit Geldstrafe bis zu 180 Tagessätzen bestraft.

Ich habe viele Einrichtungen kennengelernt, in denen der Dienstplan komplett am Gesetz vorbei geschrieben worden ist. Die Pflegedienstleitungen, welche dafür verantwortlich waren, hatten Glück, bloß entlassen worden zu sein. Bisher sind unzufriedene Mitarbeiter noch nicht darauf gekommen, das Gewerbeaufsichtsamt einzuschalten.

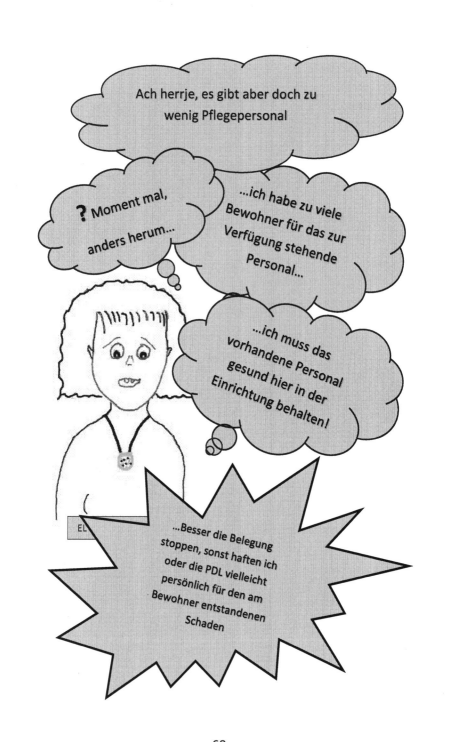

4. Wie holt man die Mitarbeiter ins Boot?

Eine Führungskraft holt das Personal ins Boot, indem sie die arbeitsrelevanten Bedürfnisse befriedigt. In der Pflegebranche liegen auf der einen Seite die Erwartungen der Mitarbeiter an den Einrichtungsleiter:

- Berechenbarkeit (Kontinuität, offene Kommunikation)
- Sicherheit (Führung, geregelte Abläufe, gesicherte Freizeit)
- Sinnhaftigkeit (im Sinne des Berufes pflegen können)

4.1 Die zwei wichtigsten Fragen am Anfang

Martha Mullbinde hat sich überlegt, den Dienstplan erst einmal selbst zu schreiben. Da sie ganz neu in der Einrichtung ist, braucht sie eine Tabelle, in der alle Bedürfnisse der Pflegenden in Bezug auf ihre Arbeitszeit aufgelistet sind. Wenn man bereits fünf Jahre in einer Einrichtung arbeitet, kennt man die Mitarbeiter. Ist man aber neu, muss man am Anfang ein Gespräch mit jedem Mitarbeiter über den Dienstplan führen. Martha Mullbinde fragt also jeden einzelnen Mitarbeiter:

1. Was war bisher am Dienstplan schlecht?

2. Was sollte verbessert werden?

Und dann fragt sie jeden Mitarbeiter nach einer Besonderheit, die er gerne geregelt haben möchte. Da bekommt sie Antworten wie:

o „Ich habe alle zwei Wochenenden meine Kinder, da brauche ich frei."
o „Ich habe jeden Dienstagabend Fahrschule."
o „Ich brauche eine Woche früh, eine Woche spät - mein Mann hat die Gegenschicht - wegen der Kinder."

o „Ich will nie wieder 22 Schichten am Stück arbeiten!"

o Usw.

Sie erinnert sich daran, dass ein Ziel der Dienstplangestaltung auch die Sicherstellung der planbaren Freizeit der „Ressource Personal" zum Zwecke der Gesunderhaltung und Verfügbarkeit ist.

Ihre Liste könnte so aussehen:

Mitarbeiter	Quali-fikation	Muss sein	Geht gar nicht	Besonderheiten
Eva Müller	PFK	Ist erst ab 7:35 verfügbar	jedes 2 WE	Kinder 8,9 u.11 Jahre alt
Hans Meier	75% PFK	7 Nächte dann 5 Tage frei		Macht gern Nachtdienst
Ursel Muh	50% PH	nur bis S4 einteilen		Ihr letzter Bus fährt um 20:05
Gustav Ganz	75% PH			Springt gern ein, möchte Ü-Std aber ausbezahlt bekommen
Aische Ötzgür	50% PH	Springt gern für Freizeit-ausgleich ein		Möchte im Sommer 4 Wochen nach Hause in die Türkei
Max Must	75% PH	Arbeitet gern am Samstag		Braucht montags immer frei (Yogalehrer)
Hanni Sau	PFK	/	7 Nächte am Stück	Höchstens 3 Nächte am Stück
Harry Sums	450€	/	/	Immer am WE einteilen

Diese Liste ist auch für jede EL oder PDL wichtig!

Denn wenn Sie bei der Dienstplanerstellung alle diese Bedürfnisse außer Acht lassen, werden die Mitarbeiter nach Aushang des Dienstplanes mit Änderungswünschen das Büro stürmen. Diese Konflikte kann man sich ersparen.

4.2 Wozu braucht man das Wunschbuch?

Ein Dienstplan ist kein Wunschkonzert?   **Doch!**

Warum? Weil die Mitarbeiter noch ein Leben neben der Arbeit haben und sich sehr leicht einen anderen Arbeitgeber suchen können!

Wenn beim Lesen dieses Ratgebers der Eindruck erweckt wird, dass ich den Mitarbeitern gegenüber zu human oder zu weich sei, dann täuscht das!

Ich schätze aber ihren Wert bzw. verhalte mich wertschätzend. Denn die Zeiten, in denen Führungskräfte mit sozialer Inkompetenz durchkamen, sind vorbei! Die Mitarbeiter wechseln heute einfach in ein anderes Unternehmen.

Wenn früher eine Pflegedienstleitung am 24. eines Monats zu mir kam und sagte, sie müsse noch schnell den Dienstplan schreiben, dachte ich nur: „Ach herrje!", was für eine schlechte Leistung!

Warum? Weil ein am 24. noch schnell „dahingeschlotzter" Dienstplan zu spät und ungenau ist und er dadurch Mitarbeiter frustriert, Krankschreibung fördert, Ausfallzeiten generiert und unwirtschaftlich ist!

Mitarbeiter haben auch in ihrem Privatleben Termine einzuhalten. Vielleicht steht der Geburtstag der Kinder oder des Lebenspartners an, die Konfirmation der Enkelin, der Tierarztbesuch, Prüfungen, eine Beerdigung usw.

Am 24. eines Monats stehen diese privaten Termine meist schon, und entweder wird der Dienstplanschreiber mit einer Fülle von Terminplanänderungen zurechtkommen müssen, oder die Mitarbeiter haben schlechte Erfahrungen mit ihm gemacht und wissen, dass der Dienstplan, wenn er einmal hängt, nicht mehr geändert wird.

Die für sie wichtigen Termine mit ihrer Familie und in ihrem sozialen Umfeld haben die Mitarbeiter aber trotzdem noch - und sie bleiben dafür der Arbeit fern! Auf lange Sicht gewöhnen Mitarbeiter sich an, Schlupflöcher zu finden, um der Arbeit fernzubleiben - und wenn es ein Krankenschein ist!

Mit dieser Verfahrensweise gibt es nur Ärger! Die Mitarbeiter sind unzufrieden, die Pflegedienstleitung ist auf Dauer überfordert, die Strukturen versanden, die Abläufe stocken und die Einrichtungsleitung muss die höheren Ausfallzeiten beim Personal verantworten.

Das ist so, weil es eben so ist; Menschen sind so! Selbst, wenn die Führungskraft dann in einen dominanten Führungsstil wechseln würde, ändern könnte sie das nicht!

Da nützt es auch nichts, etwas Anderes zu erwarten, sich zu ärgern oder wütend zu werden. Das kostet nur Zeit und Energie.

„Mitarbeiter sollen ihren Job ordentlich machen", könnte man jetzt denken. Das stimmt, aber auch ein Chef hat seine Arbeit ordentlich zu machen. Und die Ressource Personal bestmöglich einzusetzen, ist und bleibt Chef- bzw. Chefinnensache!

Das „Wunschbuch" kann ein DIN-A-4-Blatt sein, das am zehnten eines Monats eingesammelt wird. Bei Martha ist es immer eine DIN-A-5-Kladde, die an einem Bindfaden am schwarzen Brett im Schwesternzimmer neben dem Dienstplan hängt.

Auf der ersten Seite schreibt Martha Mullbinde folgenden Text hinein:

Liebe Mitarbeiter

Wie ihr wisst, ist der Dienstplan kein Wunschkonzert, aber ihr habt dennoch zwei Wünsche frei. ☺

Der erste Wunsch wird hundertprozentig erfüllt.

Der zweite Wunsch auch, wenn es irgendwie möglich ist. Es könnte aber sein, dass das nicht immer klappt.

Bitte achtet selbst darauf, dass der Dienstplan abgedeckt werden kann. Es können sich logischerweise nicht alle am gleichen Tag frei wünschen.

Ihr könnt aber gerne auch hineinschreiben, wann ihr unbedingt arbeiten wollt. Zum Beispiel: „ich möchte Weihnachten arbeiten und dafür Silvester frei haben".

Am zehnten jedes Monats wird das Wunschbuch eingesammelt und der Dienstplan geschrieben, sodass dieser am 15. ausgehängt werden kann.

Eure

Martha Mullbinde

Dann führt sie folgende Beispielzeilen auf:

Oktober 2018

Name Mitarbeiter	1.Wunsch	2.Wunsch	Sonstiges
Frau Mustermann	WE 6/7 Frei Mann wird 50	/	/
Herr XY	Dienstags immer Früh (Fahrschule)	/	nicht vergessen ich habe vom 3.-zum 12. Urlaub
Frau Jedermann	8. frei	Am 12. bitte Frühdienst	

Bei Martha hat es drei Monate gedauert, bis das reibungslos funktionierte. Anfangs ist sie am siebten des Monats durchs Haus gegangen und hat die Mitarbeiter aufgefordert, ihre Wünsche in das Wunschbuch zu schreiben. Auch so etwas dauert, bevor es zur Routine wird.

☺ Natürlich hat sie hineingeschrieben, dass der Dienstplan kein Wunschkonzert ist. Denn diesen Satz sind Mitarbeiter gewohnt zu hören und freuen sich doppelt, wenn sie dennoch zwei Wünsche äußern dürfen. ☺

Und ganz ehrlich: wenn man Dienstplan schreiben kann, kann man den zweiten Wunsch auch immer erfüllen.

Falls Martha einmal einen Wunsch nicht erfüllen konnte, oder ein Mitarbeiter zu dreist wurde, hat sie das mit einem Kommentar direkt im Wunschbuch vermerkt, sodass ihre Handlungsweise für alle Mitarbeiter transparent wurde.

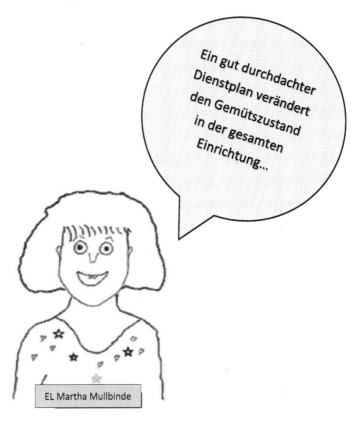

Ein gut durchdachter Dienstplan verändert den Gemützzustand in der gesamten Einrichtung...

EL Martha Mullbinde

Und was hat der Dienstplanschreiber bzw. die Führungskraft davon?

Nach drei Monaten konnte Martha die Früchte ernten: nach dem Aushängen des Dienstplans gab es auf einmal keine Änderungswünsche mehr.

Das erhöhte die Mitarbeiterzufriedenheit, die PDL war entspannter und es gab sehr viel weniger Ausfallzeiten.

4.3 Die acht Tipps zur Reihenfolge

- **Als erstes werden alle Urlaube eingetragen!**
  Nichts ist schlimmer, als wenn man den Dienstplan ausgehängt hat und vergessen hat, den Urlaub eines Mitarbeiters einzutragen. Genauso schlimm ist es, wenn man auf einem Wohnbereich in einem Monat überhaupt keinen Urlaub vergeben hat. Dann sollte man schleunigst den Urlaubsplan kontrollieren und überprüfen, ob die Urlaube gleichmäßig übers Jahr verteilt wurden.

- **Dann werden alle freien Wochenenden eingetragen.**
  Hier ist wichtig, dass man genügend Teilzeitkräfte eingestellt hat und gerecht bleibt. Jeder ist mal dran, wenn sich ein Wochenende auf einen Sonntag/Montag bzw. Freitag/Samstag verschieben muss.

- **Dann werden alle Wünsche eingetragen.**
  Die Menschen sind so, wie sie sind! Hier gibt es Mitarbeiter, die nie einen Wunsch äußern, aber auch Mitarbeiter die ihre Wunschliste übertreiben. Hier muss man gerecht bleiben.

- **Dann wird der Nachtwachen-Plan gemacht.**
  Hier ist es wichtig, dass man keine Vollzeit-Dauernachtwachen eingestellt hat. 80%-Stellenanteil ist hier das Maximum. Denn Mitarbeiter brauchen ihre Ruhezeiten. Andernfalls steigt der Krankenstand.

- **Dann werden alle Wochenenden besetzt.**
  Hier sollte man annähernd die gleiche Personalstruktur haben wie an Wochentagen. Außerdem sollte eine der Wohnbereichsleitungen an jedem Wochenende Dienst haben. Diese WBL ist dann die Ansprechpartnerin für Angehörige, Mitarbeiter oder „Heimaufsicht am Wochenende".

- **Dann werden alle Azubis und Praxisanleiter besetzt.**
Hier kommt es auf die Gepflogenheiten des Altenpflegeheimbetreibers an. Auszubildende werden im Normalfall nicht mit einer Vollzeitstelle budgetiert. In der Regel ist es eine 0,2 Stelle, obwohl sie acht Stunden auf dem Wohnbereich sind.

Es gibt Altenheimbetreiber, die ihre Praxisanleiter ganz oder zu 50 % freistellen. Die Pflegedienstleitung hat im Dienstplan die Möglichkeit, die Azubis gemeinsam mit den Praxisanleitungen bzw. Mentoren einzuplanen.

- **Dann werden die Struktur-Maßnahmen des nächsten Monats besetzt.**
Hier hat die PDL die Möglichkeit, Sonderaufgaben, die im nächsten Monat anfallen werden, schon einmal personell abzufedern.
Vielleicht möchte sie am ersten Dienstag im Monat von ihren WBL alle Wund-Dokumentationen kontrollieren lassen.
Oder jeden zweiten Dienstag im Monat die Medikamentenschränke.
Oder die Azubis haben praktische Prüfung, und dafür muss der Mentor bzw. Praxisanleiter für drei Tage freigeschaufelt werden.
Oder es fangen neue Mitarbeiter an, die eingearbeitet werden müssen.
Oder das Sommerfest findet statt. usw.

- **Dann wird der Dienstplan geschrieben.**
Denken sie daran: nur die Nettoarbeitszeit zu verplanen!

4.4 Was sind die formalen Anforderungen?

- Der Gültigkeitszeitraum des Dienstplans muss erkennbar sein.
- Das Datum der Erstellung und der Bewilligung müssen zu sehen sein.
- Alle Datumsangaben müssen mit Monat und Jahr erfolgen.
- Samstage, Sonntage und Feiertage müssen optisch hervorgehoben werden.
- Die Mitarbeiteranzahl im Früh-, Spät- und Nachtdienst muss nachvollziehbar sein.
- Name und Vorname der Mitarbeiter müssen erkennbar sein.
- Qualifikationen der Mitarbeiter müssen erkennbar sein.
- Die stündliche Wochenarbeitszeit muss zu erkennen sein.
- Die monatliche Soll- und Ist-Arbeitszeit müssen zu sehen sein.
- Über- und Minusstunden aus dem Vormonat müssen zu sehen sein.
- Die Rest-Urlaubstage müssen zu erkennen sein.
- Die Unterschrift des Dienstplaners und der Pflegedienstleitung muss vorhanden sein.
- Es muss eine Legende vorhanden sein.

Wenn man ein Dienstplanprogramm zur Verfügung hat, sind diese formalen Anforderungen selbstverständlich erfüllt.

Bei der Erstellung des Dienstplans muss die Pflegedienstleitung darauf achten, alle tariflichen und arbeitsrechtlichen Bestimmungen einzuhalten.

Es müssen alle Urlaubs- und Kranktage zu erkennen sein.

78

Es muss mit einem dokumentenechten Stift gearbeitet werden und alle Änderungen sollten noch lesbar sein. Auf Tipp-Ex oder Überkleben muss verzichtet werden.

Der Dienstplan sollte rechtzeitig erstellt und dem Personal mindestens vier Wochen vor Beginn zur Einsicht gegeben werden.

Mit einem solchen Dienstplan macht der Dienstplaner strukturierte Abläufe möglich. Man kann dadurch Prozessqualität und Ergebnisqualität generieren.

Kurz zusammengefasst:

- Mitarbeiter-Bedürfnisse erkennen und berücksichtigen.
- Die Wunschbücher der Wohnbereiche werden am zehnten des Monats eingesammelt.
- Die Reihenfolge bei der Erstellung des Dienstplanes ist folgende:
- o Urlaube, freie Wochenenden und Wünsche zuerst eingetragen,
- o Nachtwachen-Plan erstellen,
- o Wochenenden besetzen,
- o Azubis, Praktikanten, Praxisanleiter einsetzen,
- o Büro-Tage, Fortbildung, Strukturplanung einplanen,
- o NETTO-Arbeitsstunden nach Schichtplan verplanen.
- Formalien müssen eingehalten werden.
- Der Dienstplan muss zum zwölften des Vormonats geschrieben sein.
- Der kontrollierte und abgesegnete Dienstplan sollte am 15. des Vormonats hängen.

4.5 Warum ist die Urlaubsplanung oftmals eine „versandende Struktur"?

Die Urlaubsplanung ist ein wichtiger Bestandteil der Dienstplanung. Sie stellt einerseits sicher, dass das gesamte Jahr ausreichend Personal für die Versorgung der Bewohner vorhanden ist, und andererseits, dass die Pflegekräfte auch ausreichend Zeit zur Regeneration haben.

Der erste Schritt der Urlaubsplanung:

Eine Urlaubsplanung kann nur erfolgreich sein, wenn sie transparent geschieht. Aus diesem Grund sollten sämtliche Mitarbeiter des Wohnbereiches darin eingebunden werden.

Da die Wohnbereichsleitungen für die Urlaubsplanung auf ihren Wohnbereichen zuständig sind, geschieht dies am besten auf Teamsitzungen zur Urlaubsplanung, die optimalerweise im Oktober stattfinden.

Es ist wichtig, dass die Urlaubsplanung gerecht verläuft und die Kriterien für alle Pflegekräfte (Pflegehilfskräfte, Pflegefachkraft oder Führungskraft) gelten.

Wenn die Mitarbeiter sich nicht einigen können, muss die Pflegedienstleitung entscheiden, welche Wünsche vorrangig bedacht werden. Auf folgende Mitarbeiter sollte dabei besonders geachtet werden:

1. Pflegekräfte mit schulpflichtigen Kindern bzw. Kindern im Kindergarten oder Kinderhort: sie haben gar nicht die Möglichkeit, ihren Urlaub unabhängig von dieser Tatsache zu planen. Sie holen sich im Notfall einen Krankenschein, um die Kinder versorgen zu können.

2. Pflegekräfte, deren Ehepartner vom Betriebsurlaub abhängig sind - wie Lehrer in den Schulferien oder Fabrikarbeiter in den Werksferien.

3. Pflegekräfte, deren Wünsche in den vergangenen Jahren nicht berücksichtigt werden konnten.

Es sollten die gesamten Urlaubstage innerhalb des Jahres verplant werden. Oftmals möchten Mitarbeiter ein bis drei Tage in Reserve haben. Das sollte die Einrichtungsleitung aber von vornherein ablehnen, denn bei 45 Köpfen wären das bis zu 135 Tagen Urlaub, die nicht verplant werden.

Es sollten höchstens zwei Mitarbeiter eines Wohnbereichs gleichzeitig in Urlaub gehen und niemals zwei Pflegefachkräfte gleichzeitig (das kommt natürlich auf die Größe des Wohnbereichs an).

Am 31. Dezember verfallen alle ungenutzten Urlaubstage. Sollte der Urlaub aus betrieblichen oder persönlichen Gründen nicht genommen werden können, so muss er bis zum 31. März des Folgejahres gewährt werden.

Mitarbeiter sollten spätestens sechs Wochen vor Urlaubsantritt einen Urlaubsantrag ausfüllen und bei der Pflegedienstleitung einreichen, denn erst dann wird aus der Planung ein Fakt.

Das war der erste Schritt der Urlaubsplanung!

Die Mitarbeiter haben gemeinsam das nächste Urlaubsjahr geplant, alle sind sich einig, es wurde schriftlich fixiert und müsste eigentlich prima funktionieren.

Warum funktioniert das aber in der Realität nicht immer so prima? Weil der zweite Schritt vergessen wird!

Der zweite Schritt der Urlaubsplanung:

Die Urlaubsplanung ist eine der typischen Strukturen in der Altenpflege, die im Laufe eines Jahres versanden.

Denn eine Planung ist immer nur eine Planung!

Ein Versanden der Strukturen bedeutet, dass einmal eingeführten Strukturen im Laufe der Zeit wie im Treibsand versinken. Woran liegt das?

Einrichtungsleitungen sind oftmals enttäuscht, dass Mitarbeiter sich nicht an ihre Anweisungen halten. Dann kommen Sätze wie: „Das haben wir doch alles besprochen!" oder „Das habe ich doch schon fünfmal erklärt!".

Das reicht aber nicht!

Um eine neue Struktur einzuführen und fest zu etablieren, muss man sie möglicherweise jedem Mitarbeiter dreimal erklären sowie Verantwortlichkeiten festlegen und kontrollieren.

Nehmen wir als Beispiel die Temperaturkontrolle des Mittagsessens. Der Essenswagen kommt aus der Küche in den Wohnbereich und bevor das Essen ausgegeben wird, muss die Temperatur kontrolliert und in einer Liste protokoliert werden.

Die Einrichtungsleitung legt fest, dass die diensthabende Pflegefachkraft die Verantwortung dafür trägt, dass die Temperatur gemessen und eingetragen wird. Aber es reicht nicht aus, dies nur einmal zu kommunizieren. Die meisten Mitarbeiter benötigen mindesten zwei weitere Denkanstöße. Die Führungskraft muss also jeden Mitarbeiter mehrmals anweisen und dann auch kontrollieren, ob wirklich nach der Anweisung gehandelt wird. Geänderte Strukturen brauchen mindesten sechs Wochen, bis sie halbwegs gefestigt sind.

Halbwegs?

Ja, denn Mitarbeiter wechseln den Wohnbereich, verlassen das Unternehmen und neue Mitarbeiter werden eingestellt. Diese werden nicht ordentlich eingearbeitet und Führungskräfte vergessen, regelmäßig zu kontrollieren. Und schon verläuft eine Struktur langsam aber sicher im Sand.

Wie verhindert Martha Mullbinde diese „Strukturversandung" in Bezug auf die Urlaubsplanung?

In dem sie kontrolliert. Aber: was sie kontrollieren will, muss sie auch sehen können. Wenn der Dienstplan mit einem Computerprogramm geschrieben wird, enthält dieses immer auch eine Urlaubsplanung.

Sobald die Urlaube für das nächste Jahr im Oktober eingetragen sind, ist die Urlaubsplanung in den Dateien des Programms verschwunden. Martha muss also immer das Programm anschalten und in der Urlaubsplanung suchen.

Deshalb sorgt sie dafür, dass die Wohnbereichsleitungen die alten Papier-Urlaubspläne auf denen die Mitarbeiter anfangs ihren Urlaub geplant hatten, im jeweiligen Schwesternzimmer neben dem Dienstplan aufhängen.

Jetzt kann Martha bei ihrem Rundgang durchs Haus kurz einen Blick darauf werfen und die Wohnbereichsleitung gegebenenfalls daran erinnern, dass die neu angestellte Mitarbeiterin noch nicht auf dem Urlaubsplan vertreten ist.

Einrichtungsleitung und PDL können also jederzeit bei ihrem Rundgang einen Blick darauf werfen und gegebenenfalls eingreifen.

Im Grunde ist das „doppeltgemoppelt". Wenn aber am Ende des Jahres bemerkt wird, das noch 150 Urlaubstage offen sind und mit ins nächste Jahr genommen werden müssen, oder dass die Bilanz der Einrichtung nicht mehr stimmt (denn das sind ja Verbindlichkeiten), dann weiß jeder, wofür diese doppelte Sicherheit gut gewesen wäre.

Urlaubsplanung:

- Teamsitzungen zur Umsetzung der Urlaubsplanung finden schon Ende Oktober statt.
- Die PDL entscheidet bei Überschneidungen gerecht.
- Alle Urlaubstage des gesamten Jahres werden verplant.
- Die Übersicht der Urlaubsvergabe wird offen neben den Dienstplan gehängt.
- Die EL kontrolliert während ihrer Rundgänge durchs Haus den Sachstand der Urlaubsvergabe.

5. Was tun, wenn das Kind längst in den Brunnen gefallen ist?

Martha Mullbinde hat die Einrichtung im Januar mit 3000 Überstunden und 130 nicht vergebenen Urlaubstagen übernommen. Der Krankenstand in der Pflege lag bei 21 %.

Die Heimleitung, die vor ihr die Verantwortung für das Haus hatte, konnte ihrer Aufgabe nicht gerecht werden und dem Druck des Betreibers nicht standhalten.

Die Mitarbeiter, die es sich leisten konnten, haben in eine Einrichtung gewechselt, die ihren Bedürfnissen gerechter wurde.

Martha Mullbinde muss mit drei Stellen unter Schlüssel auskommen. Der Betreiber tut sich schwer damit, Leasingkräfte zu genehmigen.

Was müsste sie jetzt also tun, um mit dieser Situation fertig zu werden? Welches ist der erste Schritt? In welcher Reihenfolge werden welche Maßnahmen eingeleitet?

5.1 Der erste Schritt:

Das Vertrauen der Mitarbeiter muss gewonnen werden. Eine Einrichtungsleitung kann ihr Haus nicht erfolgreich führen, wenn die Mitarbeiter nicht mit im Boot sind.

Um sie ins Boot zu holen, benötigt Martha einen bedarfsgerechten und verbindlichen Dienstplan, der sowohl die Bedürfnisliste, das Wunschbuch und den Schichtplan als auch die Nettostunden beachtet.

5.2 Der zweite Schritt:

Jetzt schaut Martha ganz genau nach, welche Mitarbeiter im letzten Monat Überstunden aufgebaut haben oder oft eingesprungen sind und welche Mitarbeiter im Jahr die meisten Überstunden angesammelt haben. Es gibt immer Mitarbeiter in einer Einrichtung, die über ihre Kraftreserven hinaus einspringen. Bei diesen Mitarbeitern ist der nächste Krankenschein aus Erschöpfung abzusehen.

Hat der Mitarbeiter einen Krankenschein, kann er keine Überstunden abbauen, fehlt aber trotzdem in der Einrichtung. Da wäre es besser, er fehlt und die Überstunden werden gleichzeitig weniger.

Die Alternative zum Krankenschein ist also „Überstundenfrei". In beiden Fällen sind die Mitarbeiter nicht vor Ort und ruhen sich zu Hause aus.

5.3 Der dritte Schritt:

Die Belegung für einige Zeit stoppen. Bei drei Stellen unter Personalschlüssel, oder bei einem Krankenstand von 21 %, muss Martha Leasingpersonal bestellen.

Der Geschäftsführer ihres Altenpflegeheimbetreibers genehmigt das nicht gerne, weil dadurch die Umsatzrendite zurückgeht und sein Jahresbonus gefährdet ist.

Martha Mullbinde kennt diese Vorgehensweise von einigen Altenpflegeheimketten in- und auswendig. Da sie noch in der Probezeit ist, fällt es ihr schwer, sich durchzusetzen.

Sie nimmt erst einmal keine Bewohner mehr auf und grübelt über eine Lösung nach. Dann hat sie Glück, denn einige Mitarbeiter haben sich anonym bei der Heimaufsicht beschwert.

Der nette Herr von der Heimaufsicht macht eine Begehung, bemerkt den Notstand und stellt dem Betreiber einen Belegungsstopp in Aussicht, falls er nicht entsprechend handelt.

Jetzt darf Martha Mullbinde plötzlich drei Leasingkräfte buchen. Leasingkräfte immer nur für drei Tage zu buchen und dann Neue nachzubestellen ist kontraproduktiv, da diese neuen Kräfte sich immer wieder einarbeiten müssen und so keine große Hilfe auf dem Wohnbereich sind.

Sie bucht diese Kräfte also gleich für zwei Monate. Damit die Leasingkräfte nach einer Woche Einarbeitung auch Aufgaben selbstständig übernehmen können und sich auskennen, wird auf jedem Wohnbereich eine feste Leasingkraft im Dienstplan eingetragen.

	April	Mai
Wohnbereich 1	160 Std Leasing	160 Std Leasing
Wohnbereich 2	160 Std Leasing	160 Std Leasing
Wohnbereich 3	160 Std Leasing	160 Std Leasing

Viele Einrichtungsleitungen sind sauer, wenn Mitarbeiter die
Heimaufsicht mit ins Boot holen. Warum eigentlich? Eine
Einrichtungsleitung allein ist selten in der Lage das Monster
mit dem Namen „Umsatzrendite" zu besiegen.

5.4 Der vierte Schritt:

Gezieltes „Überstundenfrei" verteilen. In den schlechten Zeiten gab
es Tage, da waren auf einem Wohnbereich mit 33 Bewohnern nur
zwei Kräfte im Frühdienst. Die Mitarbeiter waren alle überfordert
und der Krankenstand ging auf 21 % hoch.

Es entstand ein ewiger Teufelskreis aus Einspringen, Überfordert
sein und Krankwerden. Der dazu führte, dass andere Kollegen
einspringen mussten, auch überfordert waren und ebenfalls krank
wurden, sobald die Kollegen zurück aus dem Krankenstand kamen,
die anfangs krank geworden waren. Dieser Kreislauf wurde durch
das Einplanen von „Überstundenfrei" unterbrochen.

Martha Mullbinde hat in den zwei Monaten 960 Überstunden
abgebaut und durch Leasingkräfte ersetzt.

Das „Überstundenfrei" hatte sie auf 14 Mitarbeiter verteilt. Dadurch
fiel der Krankenstand auf 4 %, was zur Folge hatte, dass die
Mitarbeiter zwei Monate lang nicht mehr aus dem Frei gerufen
wurden.

Das wiederum hatte zur Folge, dass die Mitarbeiter ausgeruht in die
Einrichtung zur Arbeit kamen und insgesamt zufriedener waren.
Natürlich war nicht alles eitel Sonnenschein, aber die Atmosphäre
im Haus hat sich deutlich verbessert.

Auch den Bewohnern und deren Angehörige ist diese Veränderung
positiv aufgefallen. Die Anzahl der Beschwerden hat sich deutlich
verringert.

Diese Abb. 10 zeigt den Schichtplan von allen 3 Wohnbereichen mit Leasingkräften

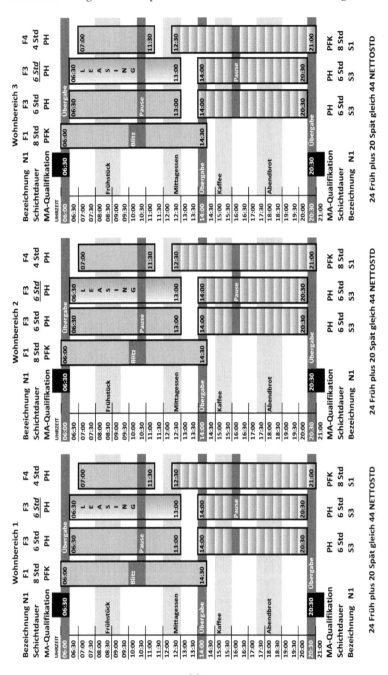

5.5 Der fünfte Schritt:

Höherstufungsanträge stellen. In der Zeit von 13:00 bis 14:00 Uhr überschneiden sich die Dienste der PFK. Die PFK aus dem Spätdienst organisiert in dieser Zeit die Höherstufungsanträge.

5.6 Der sechste Schritt:

Martha Mullbinde überlegt, wie sie Personal rekrutiert.

Die guten Mitarbeiter, die bevor sie anfing das Unternehmen verlassen haben, werden von ihr angerufen und gefragt, ob sie zurückkommen würden.

Außerdem bespricht sie mit den verbleibenden Auszubildenden deren Wünsche und Bedürfnisse. Sie führt einmal im Monat eine Azubisprechstunde ein, um Konflikte zeitnah zu lösen und Frustration vorzubeugen.

Durch den entspannten Dienstplan und das geregelte Frei hat sich die Mitarbeiterzufriedenheit im Haus gesteigert. Das Vertrauen der Mitarbeiter in die Einrichtungsleitung Martha Mullbinde hat sich gefestigt.

Die gute Mitarbeiterführung spricht sich herum, und zwei der ehemaligen Pflegefachkräfte sind in die Einrichtung zurückgekommen.

Die Auszubildenden haben im Blockunterricht von den Veränderungen in der Einrichtung erzählt. Daraufhin sind zwei Azubis von Mitbewerbern in die Einrichtung von Martha Mullbinde gewechselt.

Langsam aber sicher entspannt sich die Lage!

Diese Abb. 11 zeigt einen Schichtplan in welchem zeitnah auf die Veränderung der Bewohnerstruktur eingegangen wird.

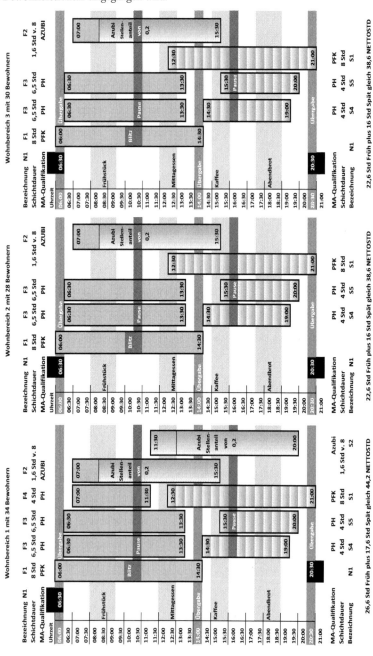

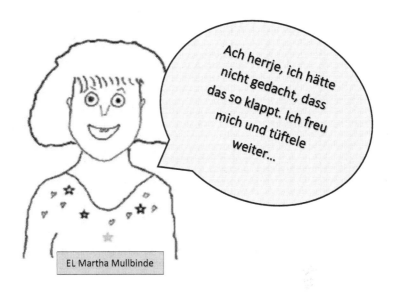

Ach herrje, ich hätte nicht gedacht, dass das so klappt. Ich freu mich und tüftele weiter...

EL Martha Mullbinde

Auf dem Wohnbereich 1 leben 34 Bewohner, auf dem Wohnbereich 2 sind drei Bewohner im Krankenhaus und zwei Betten nicht belegt. Auf dem Wohnbereich 3 sind ebenfalls zwei Betten nicht belegt und ein Bewohner ist im Krankenhaus.

Martha Mullbinde hat in ihrer 100-Betten-Einrichtung, jetzt im Juni, 96 Bewohner. Vier Bewohner sind im Krankenhaus, sodass sich nur noch 92 Bewohner in der Einrichtung befinden.

Dadurch, dass der Krankenstand in der Einrichtung auf 4 % gesunken ist, haben sich ihre verfügbaren Nettostunden trotzdem erhöht. Ende Mai haben alle Leasingkräfte die Einrichtung wieder verlassen. Es konnten zwei examinierte Kräfte zurückgewonnen werden und vier Azubis sind aus anderen Häusern in Marthas Einrichtung gewechselt.

Sie wird das Haus wieder mit 100 Bewohnern belegen. Auf den Wohnbereichen wurden insgesamt 21 Höherstufungsanträge gestellt.

Sie hat durch all diese Maßnahmen pro Wohnbereich 48,2 Nettostunden zur Verfügung.

Die Heimaufsicht hat den Belegungsstopp nie offiziell ausgesprochen.

Sie will die Dienstpläne bis Ende des Jahres selbst schreiben und auf jedem Wohnbereich nur 44,2 Nettostunden verbrauchen.

Sie spart dadurch in der Einrichtung täglich 12 Nettostunden ein, sodass sie nach sechs Monaten noch einmal 2190 Überstunden abgebaut hat.

Kurz zusammengefasst:

2. Das Vertrauen der Mitarbeiter gewinnen und einen mitarbeitergerechten Dienstplan schreiben.
3. Belegung stoppen.
4. Die Mitarbeiter mit den meisten Überstunden ermitteln und in das Überstundenfrei schicken.
5. Mitarbeiterlücken für mindestens zwei Monate mit Leasingpersonal stopfen, um den Kreislauf von krank – einspringen – krank – einspringen - usw. zu unterbrechen.
6. Höherstufungsanträge stellen.
7. Personal rekrutieren.
8. Azubis und andere ins Boot holen.

Nur 12 Monate, nachdem sie diese "an die Wand gefahrene"
Einrichtung übernommen hat, kann Martha Mullbinde die Früchte
ihrer Arbeit ernten!

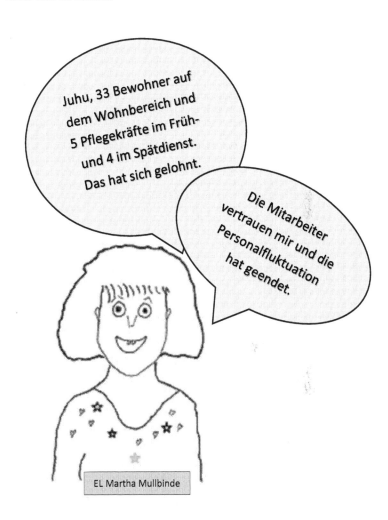

6. Schlusswort:

Dieses Praxishandbuch kommt mit sehr wenig Mathematik aus.

Trotzdem stellt das Schreiben eines gelungenen Dienstplanes für jede Einrichtungsleitung oder Pflegedienstleitung eine Herausforderung dar, die gemeistert werden muss!

Mir war es wichtig, noch einmal darauf hinzuweisen, dass sich die Mitarbeitersituation in der Altenpflege grundlegend gewandelt hat.

Mittlerweile weiß jeder, dass es einen Personalnotstand in der Pflege gibt. Trotzdem haben viele Einrichtungsleitungen ihren Führungsstil noch nicht an diese Situation angepasst.

Viele Dienstpläne werden heute noch so geschrieben als gäbe es kein Morgen. Dabei können Mitarbeiter aus der Altenpflege jederzeit die Einrichtung wechseln und examinierte Pflegekräfte benötigen nur fünf Minuten am Telefon, um einen neuen Arbeitsplatz zu bekommen.

Der Dienstplan ist also das wichtigste Werkzeug einer Einrichtungsleitung, um gutes Personal an die Einrichtung zu binden.

So, und jetzt wird getüftelt!

TO DO Liste   Dienstplan schreiben

- Diese Praxisanleitung lesen

- Bedürfnisse der Mitarbeiter in einer Liste festhalten

- Wunschbuch auf den Wohnbereichen aushängen

- Nettodienstplan berechnen

- Personalschlüssel berechnen

- Schichtplan erstellen

- Urlaubsplanung kontrollieren

- Tüfteln

- Reihenfolge einhalten

- Zeitplan einhalten (Anfang des Monats Wunschbuch einsammeln, spätestens am 15. Dienstplan aushängen)

- Situation (für den nächsten Monat) überdenken, anpassen und verbessern (Teilzeitkräfte, Azubis...)

Arbeitsblatt

Berechnung Bruttoarbeitstage

365   Tage im Jahr

-   Wochenendtage im Jahr   *(Samstag/Sonntag in der 5-Tage-Woche,*

nur Sonntage in der 6-Tage-Woche)

-   Feiertage im Jahr   *(Im Bundesland)*

=   BRUTTOARBEITS TAGE   *(Im Jahr)*

Arbeitsblatt

Berechnung Nettoarbeitstage

BRUTTOARBEITSTAGE   (Im Jahr)

−   Urlaubstage des
    Mitarbeiters   *(Einrichtungs-*
                          spezifisch)

−   Durchschnittliche Anzahl   *(Einrichtungs-*
    der Kranktage eines   *spezifisch)*
    Mitarbeiters

−   Kur/Sonderurlaub/Fort-   *(Einrichtungs-*
    bildung/usw.   *spezifisch)*

=   NETTOARBEITSTAGE   *(Im Jahr)*

Arbeitsblatt

Berechnung Nettoarbeitsstunden

 NETTOARBEITSTAGE   *(Im Jahr)*

X   Tägl. Arbeitszeit in einer Vollzeitstelle (VZSt)

(Einrichtungs-spezifisch)

Tägl. Arbeitszeit in der 5- oder 6-Tage-Woche. In einer 37,5 oder 40 Std-Woche

=   NETTOARBEITS-STUNDEN

(Einer Vollzeitstelle (VZSt) im Jahr)

Arbeitsblatt

Berechnung Nettoarbeitsstunden

Durchschnittlich pro Tag je Wohnbereich

	NETTOARBEITS-STUNDEN	(einer VZSt im Jahr)
X	Anzahl VZSt in der Einrichtung	(laut Personalschlüssel)
=	NETTOARBEITS-STUNDEN	(der gesamten Einrichtung/ Jahr)
-	Nachtwachen-Std	(der gesamten Einrichtung/ Jahr)

(Anzahl Nachtwache mal Std pro Nacht mal 365 Tage)

=	Nettostunden für den Früh- und Spätdienst	(der gesamten Einrichtung/ Jahr)
Geteilt durch	Wohnbereiche der Einrichtung	
=	Stunden pro Wohnbereich/ Jahr	
Geteilt durch	**365** Tage	
=	Std pro Tag pro Wohnbereich im Früh und Spätdienst	

99

Beispiel

Pflege-grad	Personal-schlüssel in der Einrichtung bezogen auf den Pflegegrad	Anzahl Bewohner mit PG 1 in der Einrichtung	Personal-schlüssel in der Einrichtung bezogen auf den Pflegegrad	Stellen
PG 1	hat 8,00 1 zu	2 geteilt durch	8,00	= 0,25

Arbeitsblatt   Berechnung Stellenschlüssel

Pflege-grad	Personal-schlüssel in der Einrichtung bezogen auf den Pflegegrad	Anzahl Bewohner mit jeweiligem PG in der Einrichtung	Personal-schlüssel in der Einrichtung bezogen auf den Pflegegrad	Stellen
PG 1	hat 1 zu		geteilt durch	=
PG 2	hat 1 zu		geteilt durch	=
PG 3	hat 1 zu		geteilt durch	=
PG 4	hat 1 zu		geteilt durch	=
PG 5	hat 1 zu		geteilt durch	=

Gesamtbewohnerzahl in der Einrichtung   Gesamtvollzeitstellen

Printed in Poland
by Amazon Fulfillment
Poland Sp. z o.o., Wrocław

69290853R00060